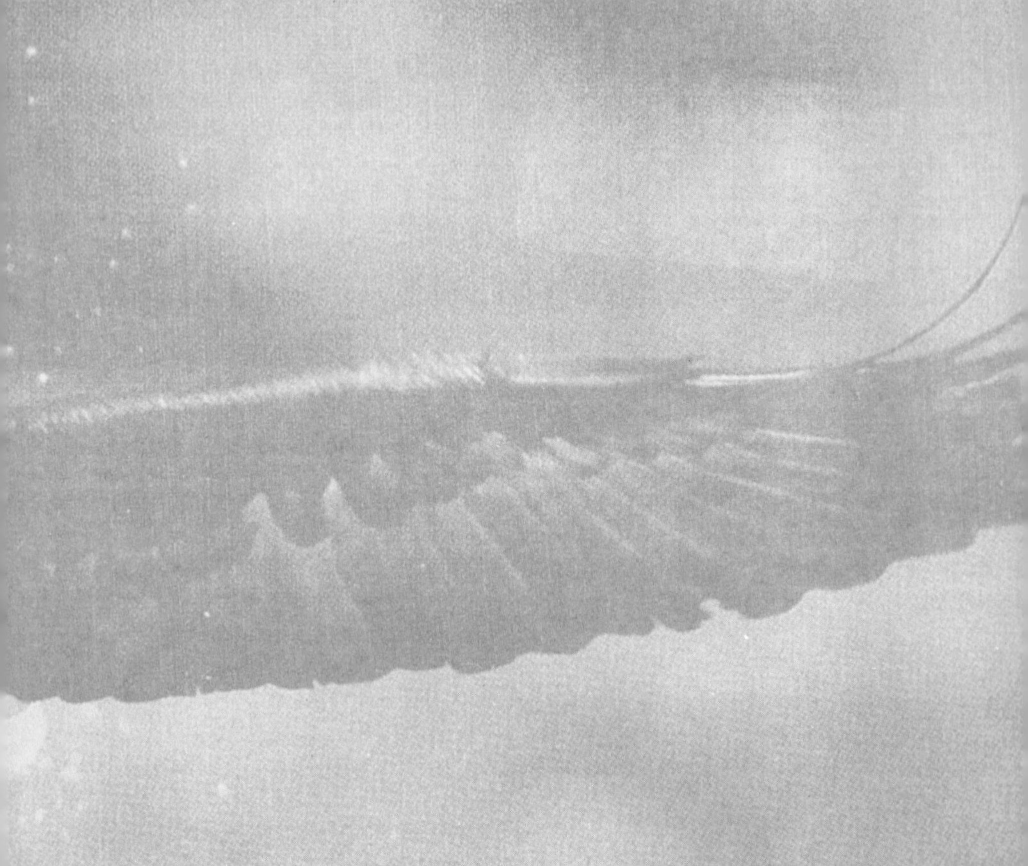

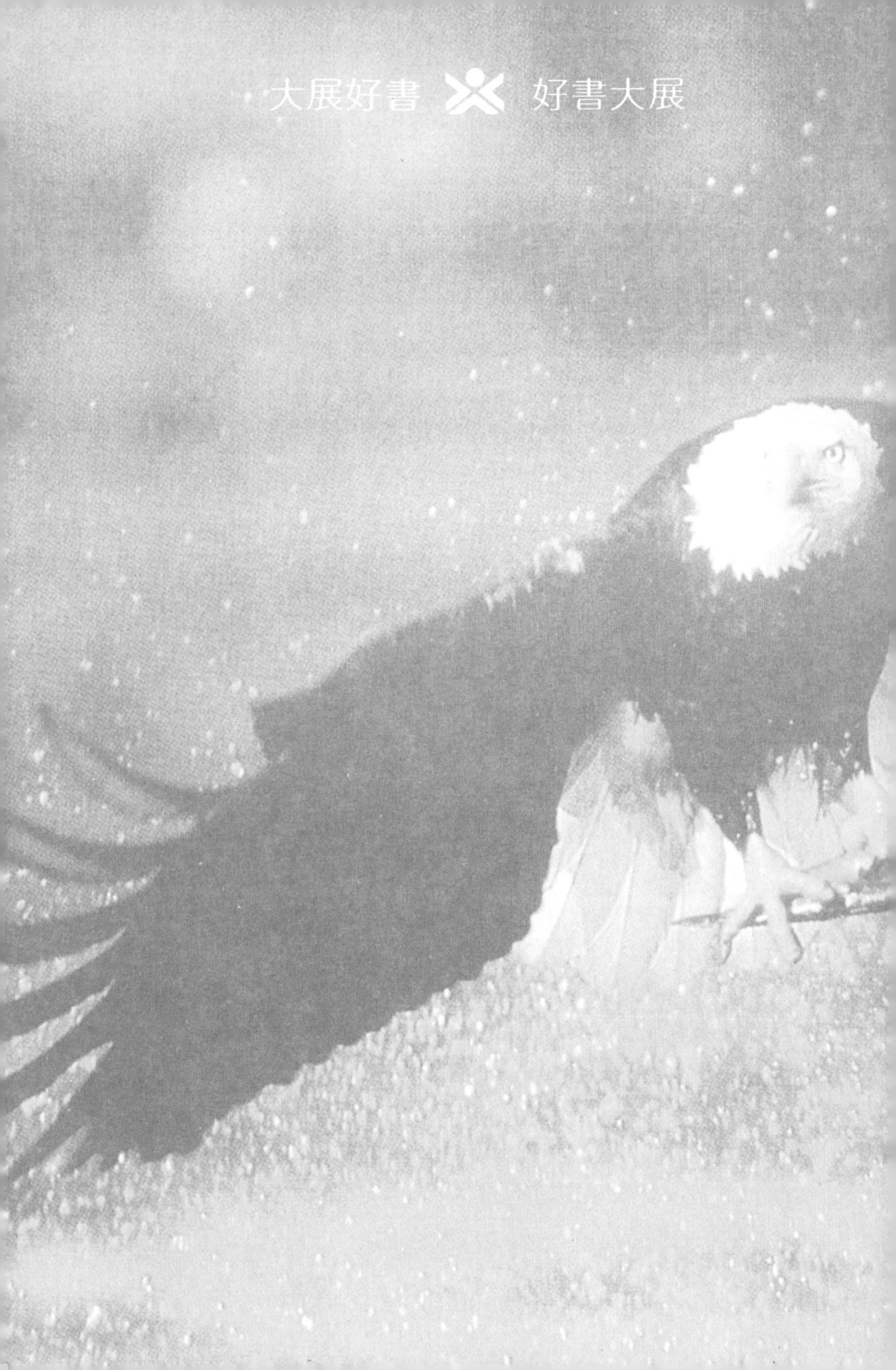
大展好書 好書大展

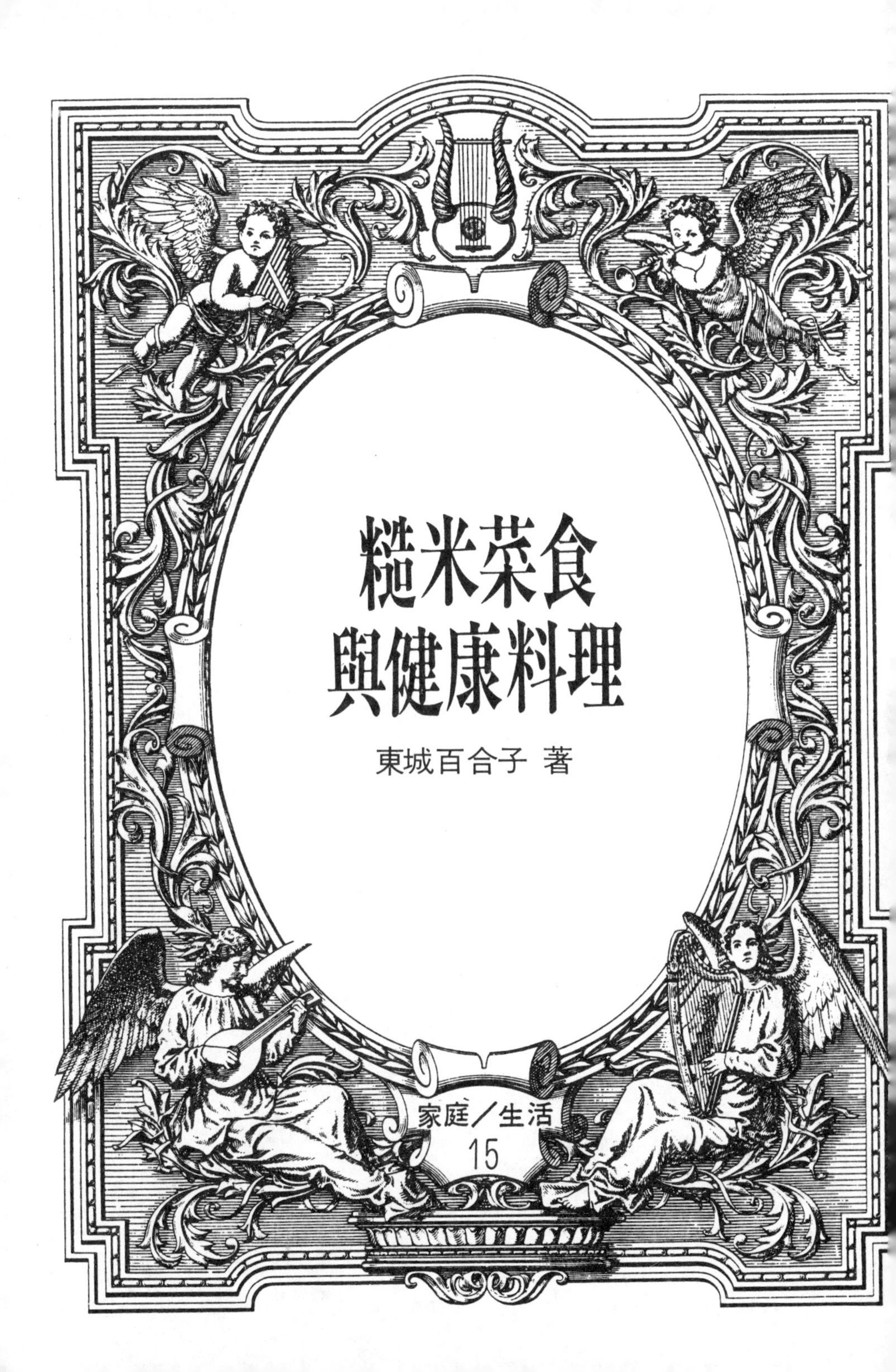

糙米菜食與健康料理

東城百合子 著

家庭／生活

15

前　言

在很久以前，我曾拜讀過住在長野縣一位四十歲的主婦關口清子所寫的詩，讀了這首詩，我淚流滿面，至今記憶猶新，詩的內容如下：

我的母親

是村中最辛苦的人
從貧苦的農家
嫁到富農之家
黑的發亮的炕爐中
粗大木頭熊熊地燃燒著
身為媳婦的人，沒有一席之地
寒夜裡，坐在地板上縫著家人的衣服
天沒有亮之前
母親就到田裡工作
只要休息片刻

就會被責備做事沒有耐心

工作做不完

也要被責怪像青蟲那般地偷懶

母親躲在角落潸然淚下

肚子餓時啃著生蘿蔔

在菜園的一角偷偷地啃咬著

為什麼！為什麼！母親啊！

為什麼要忍受這種如奴隸般的生活呢

為什麼不留下孩子一走了之呢

我咬牙切齒地問

當時，母親這麼說

住在荒野的野雞，即使被野火燒身

也會努力保護在羽下的雛雞

連畜牲都會捨命保護子女

身為母親的我，怎忍心棄子而不顧

縱使粉身碎骨
守護子女為親之道、親之愛……
寧願自己過著形銷骨立的日子
逐漸老邁的母親
雖然腳不能動，一眼不能看
仍然睜著一隻眼睛凝視著孩子的未來
當孩子生病時
哪怕是爬著匍匐前進
母親也要前來照顧

姑且不論這位母親最後的下場為何，她是真正地走完了人生，重視生命，自我鍛鍊，散發著無價之愛的母愛光輝。

現在的母親，用化妝妝扮自己，可能因為遭遇不如意或厭煩之事而殺害子女，或為了自己的情欲而捨棄子女，甚至在自己不順心時，攜帶子女共赴黃泉，這類令人心痛的事情屢有所聞。

到底是什麼原因驅使她這麼做呢？在其背後，一定是忘記了生命的尊貴，在物質文明之中，是追逐肉眼可見之物，卻忽略了空虛的心頭。

這首詩中的母親，忍受飢寒交迫，自我鍛鍊。飢餓時，就躲在一旁啃咬菜園中新鮮的蔬菜，麥飯淋上味噌湯，吃些醃漬菜，等簡單的食物，卻在在蘊含著光輝的人性。

因為黑麥或雜糧，含有較白米更為豐富的礦物質、維他命與良質蛋白質，能夠培養腦力，創造持久力。再加上親手做的味噌湯及梅乾，就更不會導致營養失調了。

我從年輕時代開始，就學習營養學，曾經罹患肺結核，瀕臨死亡邊緣，當時，領悟到「回歸自然」的道理，藉著糙米、野草、藥草、蔬菜的生活而得救。

很多人貪求便利而一味地攝取含有添加物的速食品。然而，不是親手做的，不是用心靈去做的食物，或貪求美食與飽食，都只會破壞身體而已，欠缺精神美。歷史的教訓也讓我們知道，貪求奢侈的生活，會導致瞬間的滅亡。

如果你想要獲得健康與幸福，就必須透過飲食生活，向自然學習，如此才能夠獲得美麗而健康的人生。

著者

目錄

目　錄

第二章　活用於餐桌上食物的溫柔營養學

第三章　自然療法的威力與食養生

第四章　使你身強體健的飲食生活

第五章　培養生活中的心根

序

培養感謝自然的恩惠之心

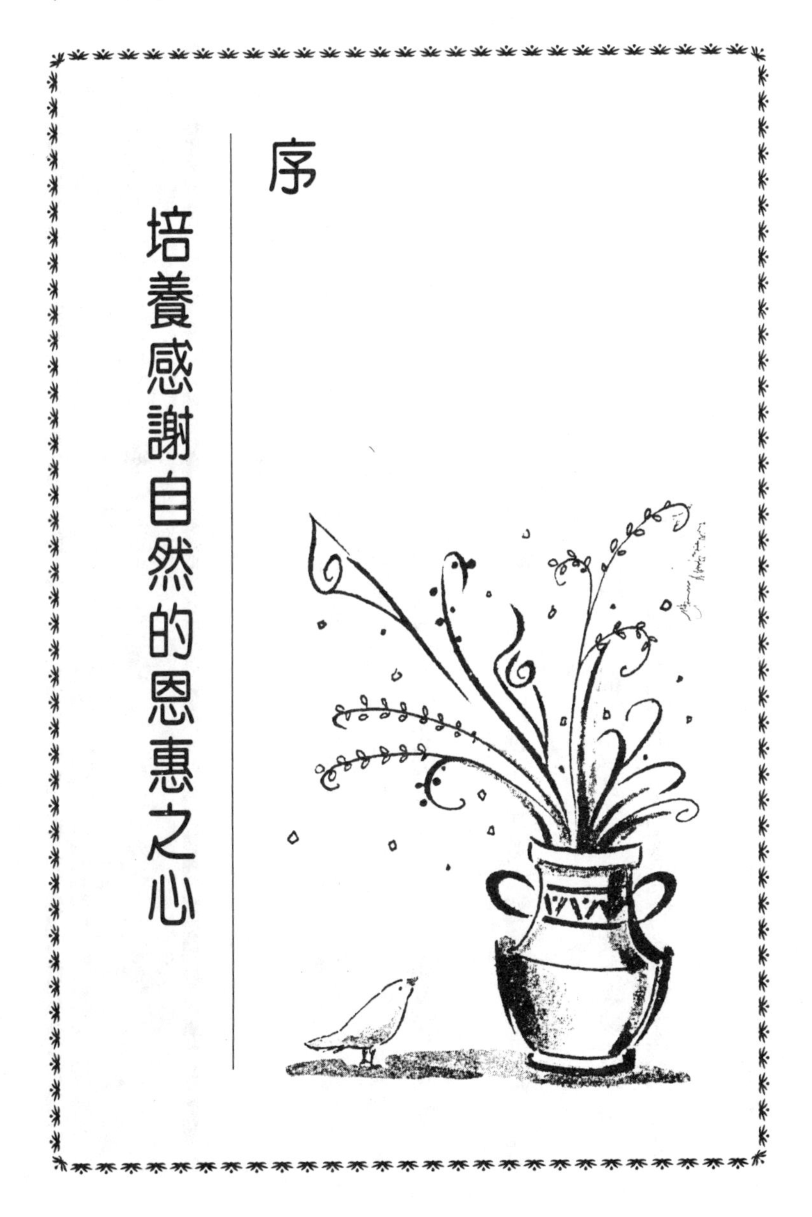

1 何謂依附自然的生活

＊在自然之愛包圍下誕生的生命

以前，ＮＨＫ電視台曾經播放「驚異的小宇宙」這一系列的節目，利用高度影像技術，鮮明地映照出生命的誕生、心臟或胃腸的功能之構造等。看過這些節目的人，一定會對在我們無法估計之處竟然能夠發揮極大作用，而肉眼看不到的偉大自然力量充滿驚嘆與感動之心吧！甚至連男人也都爲此而落淚。

生命是藉著精子與卵子的結合而誕生的。卵子需要過二十八天才能夠成熟，這時，如果未遇著精子，就會成爲月經，排出體外。

精子一次大約釋放出三億個，但只有其中一個會與卵子結合，經過許多險峻的道路，幾乎都已經死亡，只剩下一個具有強烈生命力的精子到達卵子，兩者結合之後，才成爲生命的誕生。但是，人類在經歷這段的過程中，不見有任何的幫助，皆靠自然的作用。

人的生命，是由其他無數的精子與卵子的犧牲而形成的。每個人的生命，是由許多血的犧牲而形成的。所以，以自然的觀點來看，每個人的生命都應該是受到重視的。

我們的生命，是自然所賜予的。在我們沈睡時，心臟會跳動，肺會呼吸，藉此人類得以生存。心臟或肺，都不是自己能夠動的，我們並不是靠著自己的力量而生存，應該說是自然讓我們生存的。如果你眞的明白這一點，那麼你的生活就會得到改善。

早上起來時，想到自己還能夠活著，會產生一種「感謝之心」，只要心中有如此的謝意，那麼，你和他人打招呼的話也會有所改變了。

*血與血液的不同

吃白蘿蔔或綠色的葉綠素，都能夠製造出鮮紅的血液，此乃自然的力量。血液具有供給身體營養的作用，用舊了之後，又能夠有新的血液被製造出來。但是，這只是物質，是藉著食物的好壞而改變的物質。那麼，血又爲何物呢？

血不是物質，是祖先留給我們而帶有遺傳因子的血。這種帶有遺傳因子的血，指的就是生命，並非是物質所能夠取代的。能夠改變血的，即是心。血液是由紅血球、白血球、血小板所構成的物質，人死之後，就會回歸於土。但是，血能夠一直留傳到接下來的世代。

祖先經過不斷的努力而形成的優良遺傳因子，當然，不見得完全是好的東西。像我也經常會出現骨折或骨彎曲等毛病，有些人也可能屬於病弱體。

不論好壞，我們藉此能夠成長，這是自然所給予我們的東西，因此，我們應該抱持感謝之心來接受。許多人因爲祖先沒有留下萬貫家財而必須辛苦地工作，爲此而怨恨祖先，但是，生命或血才是能夠使我們成長的東西，是自然所給予我們的東西，如果我們還厭惡地對上天所賜之物唾棄的話，這些東西還是會回到我們自己的身上，這即是自然。壞的東西會變成好的東西，好的東西能夠變成更好的東西，留傳到其後的世代，這是現代生存者的責任。

我們是依附自然而生的。如果你會這麼想，相信你就不是怠惰地過日，也不會覺得自己無所事事了。

*每天的生活是根

每天應該如何生存呢？應該如何自覺、判斷或展開行動？應該如何與人接觸！應該說些什麼話呢？這些事情不斷地累積，成爲一種習慣，成爲一種性格，而深植於腦中。

手腳的神經與大腦相連，因此，手腳活動，喜悅地發揮作用時，大腦的功能也會變得十分活絡，頭腦變得聰明，實行力、行動力、判斷力、決斷力等，也會變得發達。同時，也能夠擁有敏銳的直覺力及豐富的感受性。

這個敏銳的感覺，十分的重要，能夠幫助你做出人生的決斷或判斷，豐富你的大腦，培養優秀的人格。在人生中最重要的，並不是考試得到高分。

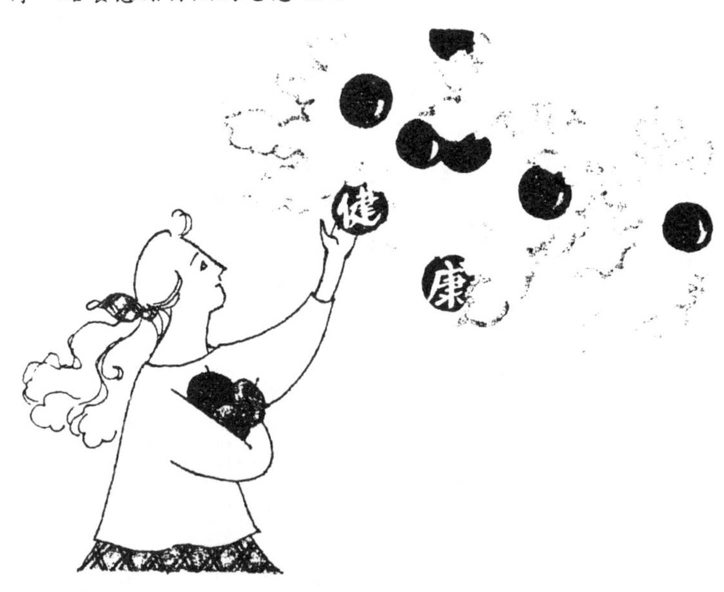

這一切，並不是大家藉著外界的知識而培養來的，是在生活中經常活動四肢，喜悅地為他人工作，這麼一來，自然就會支持你，增加這份力量，使你擁有豐富的人生。

健康而培養出來，紮根於生活中，與體力有很大的關係。

一味貪求便利的怠惰者，自然是不會支持你的。即使你擁有健康的身體，腦細胞也會隨著歲月的消逝而日益老化，提早萎縮，最後就會加速死亡的來臨。由此可知，生活的方式、想法、心靈的豐富，都是非常重要的。自然告訴我們，物非先，心為先，心是根。

＊如根一般地長出枝葉

最近，醋大豆造成一股風潮，很多廣告文字，堆積如山地陳列在藥房的門前。而前來烹飪教室學習的人，會問：「醋大豆的吃法爲何？」很多健康人士在食用醋大豆之後，胃腸狀況變得不佳，無法持續食用。

很多人一味地相信廣告，追求流行，毫不考慮自己的體質爲何，這就宛如波浪起伏一般，各種健康法流行過後又會消失。

到底健康是根還是枝葉呢？相信大部分的人會回答是根。健康是有根才會產生的現象，會冒出芽來，形成枝葉，在枝葉尖端，形成果實的姿態，這就是健康。但是，一味追求冒出的枝葉，卻使無根的草枯萎。

不論是誰，都希望冒出來的枝葉，亦即身體能夠獲得健康，但如果生活不健康，就無法如願以償了。衣、食、住、行、人際關係，全都是生活，這些生活是否健康呢？如果心靈不健康，那麼生活也不可能會得到健康了。

就算早上起得早，也會想把事情延到明天再做，結果萬事蹉跎。心是藉著一個人的生活方式、想法而培養出來的。而這個心藉著一個人的生活方式、想法，亦即思想的健康而培養出來，紮根於生活中，與體力有很大的關係。

每天看似一成一變，做同樣的事，過相同的生活，但是在你看不到的心頭深處，卻不可能一直都在做同樣的事情。光是在廚房內烹飪，就會讓你感覺到生命的可貴，使你的思想大變。站在廚房的姿態或接觸他人的姿態及言語，都會有所改變。

自然所給予我們的生命，充滿自然恩惠的食物，你是如何來享用它的呢？有的人會十分重視它，抱持感謝之心來吃，但有的人卻完全相反。這就是造成幸、不幸、健康、不健康的枝葉與果實。

＊季節循環的慈愛

看了電視上的廣告，會發現各種加工食品經常會出現「只要吃了它，就能夠健康地活著」，這一類的宣傳字眼。會讓人產生這是一種營養食品的印象。另外，在與健康有關的書籍中，也充斥著「只吃這個就能夠得到健康」的廣告字眼。

有的人認爲牛奶是完全營養食品，早餐喝一杯牛奶即已足夠。而自然食品愛好家認爲糙米是完全營養食品，一味地攝取糙米料理。

但果眞有如此便捷而有效的食物嗎？春夏秋冬，食物配合各個必要的時節才能夠成長。爲了我們的健康與幸福，每個季節都會出現必要的食物，自然早就爲我們安排好了，這是自然的恩惠。

在春天，有香菇、欵冬、韭菜、野草、樹芽。冬天在土中，善加孕育的這些新芽，去除了冬天的疲憊，都冒出頭來了。

在樹木發芽時，我們的疾病可能因此而生或變得惡化，但是借助大地所成長的這種植物新鮮的能量，能夠預防疾病，並做好抵擋暑熱的準備。

夏天，茄子、小黃瓜、番茄、西瓜等這一類能使身體清涼的瓜類成長，使得夏日倦怠的身體得以冷卻，支持我們抵擋暑熱。

秋天是豐收的季節，果實、穀類、豆類、栗子、蘋果、柑橘等都結實纍纍，這些食物能賦予夏天鬆弛的細胞活力，以備抵擋寒冬之用。

到了冬天，可以保存的穀類、豆類、根菜類、結球的蔬菜等，能使細胞緊縮，防止熱的發散，保持體溫。

這皆來自於自然的體貼與親切。

季節的循環，從大地到海中所孕育的食物，我們都必須善加調理，親手做成美味的菜餚，端上餐桌。雖然有點兒麻煩，使你只有三分鐘的熱度而無法持之以恆，但是，我認爲這是一種樂趣，如果不配合自然，只是一味地配合自己，攝取摻入食品添加物的加工食品，則會迎向不健康與不幸的結果。

感謝自然恩惠的心，能夠使你喜悅地活動四肢，站在廚房。願你保持這種心態地生活下去吧！

2 重視被給予的生命

＊出生之前就要維持健康

嬰兒在母親腹中的時期，是這一生中重要的基礎工程時期。在這段期間，嬰兒急速地成長，能夠敏感地接受母親的心。因此，如果能夠送以好的材料，它也一定能夠好好地接受。愛、信、盡心盡力的這種母親的心態，傳達給在腹中的胎兒，你能夠使它擁有溫柔之心。每個細胞都在聆聽母親在想些什麼？心情如何？在吃什麼東西？做出何種行動？一邊聆聽，一邊逐漸地成長。

孕吐非常的痛苦，而且對於是否能平安地生產也感到十分憂慮，覺得只有自己這般的痛苦，因而感到焦躁……這種憂心、不平、不滿，腹中的胎兒也能夠敏銳地感受到。

培育嬰兒的心與身體的基礎工程，在胎內即已開始。食物所供給的營養，以及心頭的營養，都與胎教息息相關，這絕非迷信。

在乎芝麻綠豆大的小事，心情悶悶不樂、杞人憂天，會使血液呈現酸性，使得妊娠時重

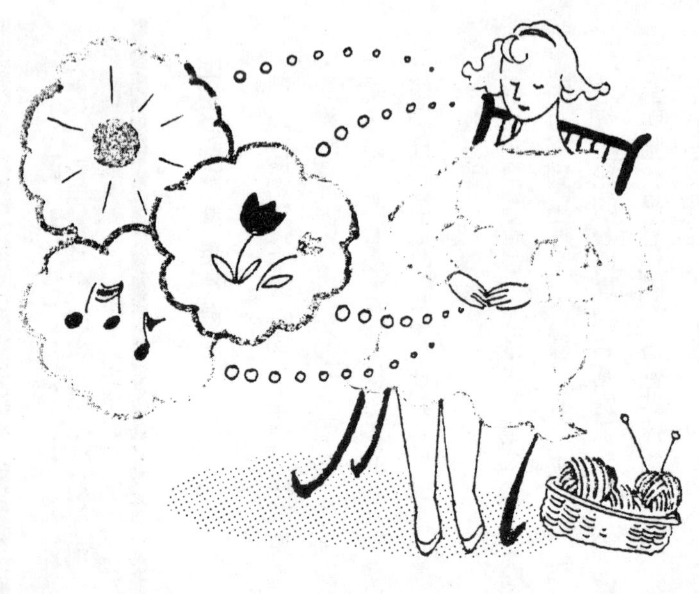

要的鈣被消耗。欠缺鈣會對胎細胞及其他的營養面造成負面的影響。因此，雖然辛苦，也要以開朗的心情渡過懷孕期，培養精神力。

待嬰兒平安無事地誕生後，母體會分泌出母乳。昔日，雖然母親攝取麥飯加味噌湯，醃漬菜加梅乾等的簡樸飲食，卻能夠分泌出許多的母乳來哺育子女，往往會有過剩母乳難以處理的情況。

但是，現代女性的母乳不足，甚至沒有。表面上看來，飲食生活似乎較昔日來得豐富，但爲何會出現這般的情況呢？

胎兒在母體內時，身體並沒有活動，所謂的營養，並非是攝取高熱量、高蛋白質的食品，這樣會使胎兒的肝臟、腎臟功能減弱，使得胎兒過大，導致難產或胎兒的身體孱弱。結果，就只好利用剖腹產等不自然的生產方式來生出嬰兒，造成母體的功能失調。

胎兒在胎內時，母親不會分泌母乳。待胎兒生產之後，自然就會湧出母乳，經由嬰兒充分地吸吮，能夠促進母體的健康早日復原。然而，違反這種自然的道理，實在是很奇怪的事情。

授乳中，如果母親焦躁，嬰兒就會變得不想吸吮母乳。吃肉或油膩的食物，例如奶油、乳酪、蛋糕等酸性食品攝取過多時，嬰兒也會變得不喜歡吸吮母乳，因爲這些食物都會使血液變爲酸性，也會影響母乳的品質，使得母乳略帶鹹味，使得嬰兒敬而遠之。

相反的，像煮蔬菜、味噌湯、納豆、梅乾等自然食品，能夠製造出味道甘甜的母乳，當然，嬰兒會大口地吸吮。這是經由實驗証明的事實。嬰兒未受到污染的味覺，告訴我們依附自然的飲食生活之重要性。

＊遺傳因子是心的記錄

最近的孩子缺乏集中力，情緒不穩定，個性急躁、易怒，對任何事情都缺乏感動之心，也缺乏氣力。但是，另一方面，我們也不能夠將責任都怪罪於小孩的身上。性格的形成，是由於每天的生活成爲習慣，深植於腦所造成的，其中，深受飲食生活的影響。

現在，堪稱是任何食物都輕易可得的時代，這是大多數人的想法。但是，不論是就健康上或從營養生理學的觀點來看，現代的美食主義，實在是不值得推薦。

一般的美食，幾乎都是酸性食品，例如，生魚片、雞蛋、肉、酒、啤酒、白米、白麵包、白砂糖，皆屬這一類的食物。蝦子、螃蟹、鮑魚等，爲高級料理的附帶品，然而，這些都是典型的酸性食品。

喜歡吃這些美食的人，多半會對蔬菜或海藻敬而遠之，再加上摻入很多添加物的加工食品置於餐桌上，就更會造成產生酸性體質的傾向了。

攝取過剩的酸性食品，會污染血液，使得氧氣無法運送。一旦氧氣不足，細胞會喪失活力，使各個細胞活動的神經，也會變得衰弱。膽汁的功能以及淋巴腺的流通，也會變得不暢，因而對於發炎症狀及細菌等的抵抗力會衰退，最後，會與高血壓、心臟病、糖尿病、腎臟病、肝臟病、癌症等疾病結緣。

此外，過剩地攝取動物性蛋白質與砂糖，爲了中和酸就必須要消耗鈣，原本就嫌不足的鈣質，變得更加的缺乏。一旦鈣不足，神經會變得焦躁，甚至會造成神經質的性格。

比身體更需要兩倍的氧之腦，一旦形成缺氧狀態，就無法活絡地發揮作用，這當然會對小孩的性格與學習意願造成不良的影響。

如果我說肉、白砂糖、白米吃不得，或許有人會提出異議，因爲以往的父母會告訴孩子說肉是營養的東西，需要多吃一點，但今日又說肉不能吃，這麼一來，不是會讓孩子無所適從嗎？

無法透過自己的親身體驗，將眞正良好的知識埋藏於頭腦中，只是固執於道理，不斷地提出反駁的理論，這是於事無補的。已經知道的良好知識，必須要活用於生活中。要在每天的餐桌上注入情愛，多做一些美味的菜餚讓家人享用。

我並不是主張完全不攝取肉或白砂糖，只是一般人吃太多的肉，應該要加上一些植物性或小魚等食物，在菜單上多加入一些蔬菜少吃甜食，求取營養的均衡。慢慢地改正以往的偏食習慣，努力追求好的事物，這才是最重要的。

一個人在想些什麼？吃什麼食物？展現何種行動？做何種的表現？將會成爲一個人的人格或性格，成爲遺傳因子，成爲血而留傳到其後的世代。即使物質或金錢消失，心仍然會被次代所接受。所以，不要留給子孫美田，只要留給他們良心的記錄即可。

＊浮沈消失的健康法

今日的社會大衆，頗注意健康的問題。健康是最重要的，因而，許多健康法陸續地出現，但是，卻有如泡沫一般，不久即告消失。健康器具或機械等不斷地登場，但是，難得有幾人能夠持之以恆地實行。

到底健康是根還是枝葉呢？很多人都會回答是根。然而，健康並不是根，而是根所生的

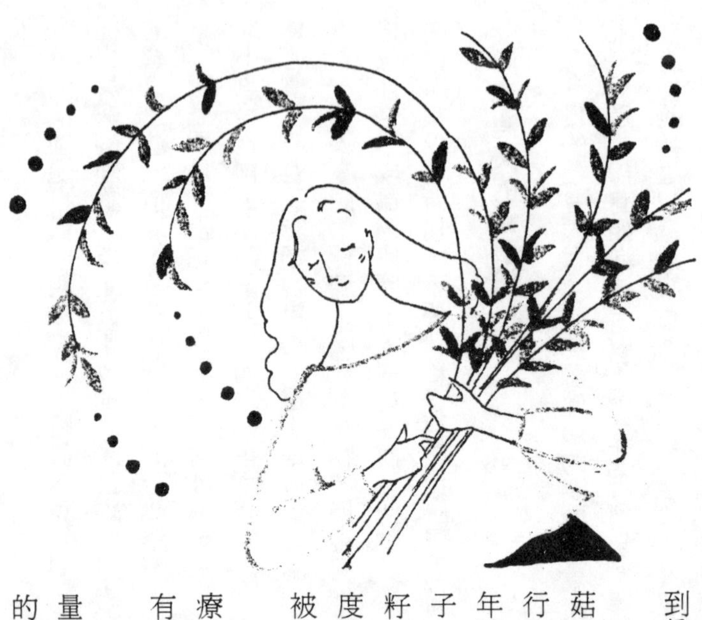

枝葉或果實，則縱使再如何地記錄，也無法得到眞正的健康。

大蒜健康法、蘆薈、蕈類、梅乾、紅茶蘑菇、根昆布、土常山藤等，各種健康法曾經風行一時，可是，不知不覺地又被人遺忘了。去年流行蕺菜，也許以後會流行筆頭菜或枇杷種子。有些雜誌刊載苦杏仁苷含量較多的枇杷籽，能夠治療癌症，並介紹治癒的實例，故一度蔚爲風潮。某家枇杷罐裝工廠，迅速地回收被丟棄的枇杷籽，以高價出售。

另也有人說：「既然老師研究出這麼好的療法，何不將其製成商品加以販賣，如此就會有更多的人得到幫助。」

事實上，我體驗到肉眼看不到的自然力量，從自然那兒學會很多事情，並非只看事情的一部分，認爲某物對於某症狀或疾病有效。

當然，要將其製成商品來販賣，更不是我的目的了。感謝自然的力量，將其傳達出來，便是我的工作，也是我的想法。

爲何各種健康法會如曇花一現那樣，出現後不久即告消失呢？例如，梅乾、大蒜、根昆布，並不是不好的東西，趁著流行，以販賣爲目的所出版的書，會說光是藉著其中的一種物質，就能夠得到健康。甚至大言不慚地說，只要吃這種東西即已足夠了。然而，只攝取這些物質，或許會暫時補充一些缺乏的物質，使得情況暫時好轉，可是，改善偏頗的生活才是自然的道理。

得知枇杷子能夠治療癌症，於是早、午、晚各吃十粒，結果引起鼻血，但因爲其能治療癌症而勉強地吃，使得孩子不高興地吃下，或厭惡地吐出，像這般的事情屢見不鮮。

傳說筆頭菜能治萬病，因而拚命地喝筆頭菜茶，或吃大量的筆頭菜粉，原本認爲其有助於排便、利尿，結果反而引起便秘。不健康生活的結果而形成的偏頗體質，枇杷粉或筆頭菜的確能發揮效力加以改正。可是，僅吃這些東西是無法獲得健康的。要與生活調和，要與依附自然的生活調和。

吃配合身體的食物。疲憊時使用蒟蒻濕布療法、足浴、泡澡、枇杷葉溫灸等，從外部加以護理，經常使自己的體調保持正常，用身體來習得這些事情，將各個知識整理出來，合而爲一，進行身體的調和，藉此培養敏銳的感覺，經由努力就能夠得到健康。不要擔心自己落伍而一味地追求流行，否則，眞正的健康就會離你愈來愈遠了。

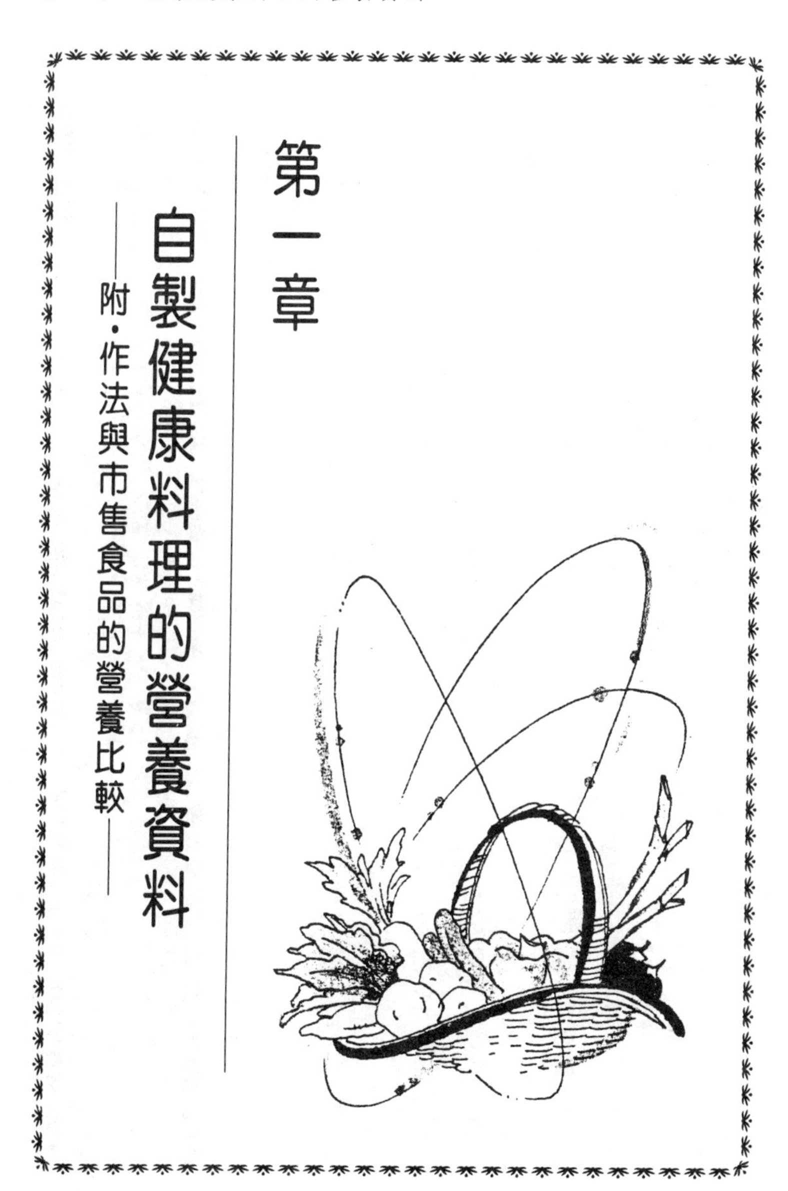

第一章

自製健康料理的營養資料

——附・作法與市售食品的營養比較——

1 考慮飽食時代的飲食生活

＊飽食時代

我們的生命，是藉著飲食來支撐的，這是連小學生也知道的道理。不過，在今日的社會中這個生活的基本，似乎已經被忽略了。

戰中、戰後的食糧艱苦時代，似乎離我們非常遙遠了，現在已經進入飽食的時代與美食時代。的確，我們幾乎再也聽不到營養失調或缺食兒童的字眼了。今日的國內甚少有人會在食物上感覺不自由。

那麼，「吃」是否眞的很重要呢?很遺憾的，目前並非如此。由於吃已經不再不自由了，因此，會進一步地想要追求更美味、更罕見的食物，藉此來滿足味覺或食欲。不論是電視或雜誌，都在在可見美食的節目或報導。

另一方面，由於食物豐富，使得一般人開始輕視食物，認爲只要飽腹即可，因此，簡便的加工食品、速食品氾濫，速食店裡充斥著年輕人。

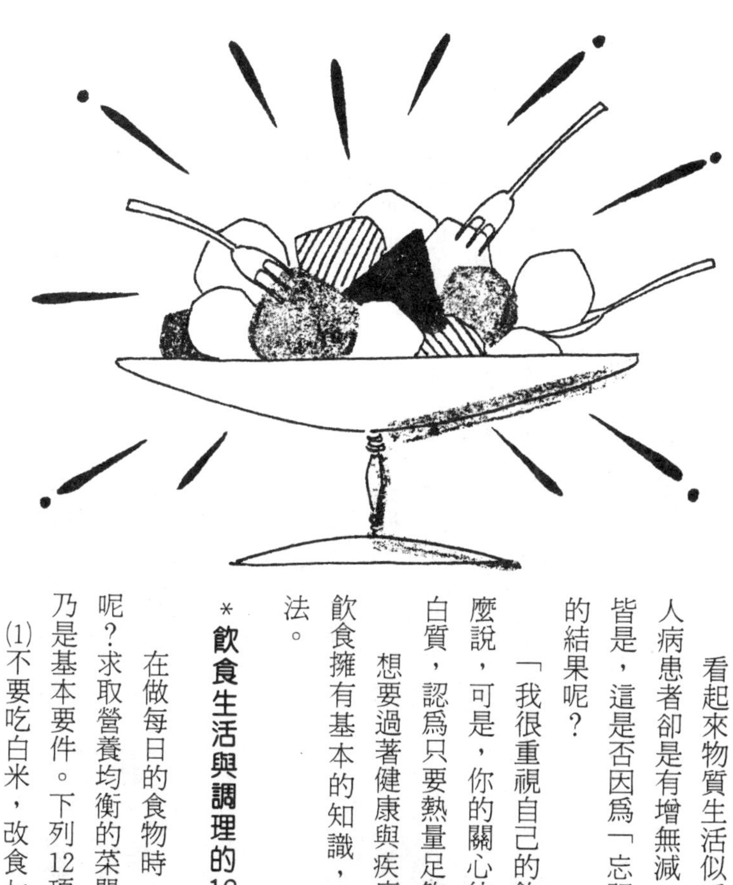

看起來物質生活似乎豐饒的現代社會，成人病患者卻是有增無減，尤其是半健康人比比皆是，這是否因爲「忘記飲食的重要」所造成的結果呢？

「我很重視自己的飲食啊！」也許你會這麼說，可是，你的關心往往是傾向於熱量或蛋白質，認爲只要熱量足夠，蛋白質充分即可。

想要過著健康與疾病無緣的生活，則要對飲食擁有基本的知識，並且要培養正確的想法。

＊飲食生活與調理的12條基本原則

在做每日的食物時，到底要注意哪些事項呢？求取營養均衡的菜單，高明地加以調理，乃是基本要件。下列12項目分別加以說明。

(1)不要吃白米，改食七分搗米、半搗米、糙米。添加麥、稗、粟、稷等的雜糧類。同時，不要吃白麵包，改食加入麥糠的白麵包。

(2)少吃肉類，選擇能夠整條吃下的小魚來食用，並且吃大豆、大豆製品、芝麻、麩素、小麥蛋白等的植物性蛋白質。

(3)食用青菜、胡蘿蔔、青椒等深色蔬菜與根菜類。

(4)攝取少量的生蔬菜（不必像馬那般地大口嚥下）。

(5)一日攝取一次的海藻。

(6)停止使用化學調味料，利用昆布、小魚乾、柴魚、香蕈、大蒜等做出自然的高湯。

(7)使用自然釀造的味噌、醬油、醋（可改用梅醋、無農藥自然栽培的檸檬醋、柑橘醋等），並使用自然鹽，勿使用白砂糖，改用黑砂糖或蜂蜜，不過，宜控制甜味的攝取。

(8)不要採用市售加入砂糖或添加物的甜飲，改用麥茶、藥草茶、豆奶。此外，也可以親手爲小孩做一些果汁，定量地給予。

(9)調理時不要煮得過爛，青菜等不宜煮太久，不要削除過多的皮（以免使養分流失）。

(10)不要吃零食，飲食八分飽（盡量減輕腹部的負擔）。

(11)飯前、飯中、飯後，不要喝過多的湯茶，尤其是胃弱者，如此做會沖淡胃液，使消化功能變得遲頓，最好於兩餐之間飲用。

(12)盡量提早用晚餐，避免食用消化不良之物。如果飽腹就寢，會引起消化不良導致失眠。

飲食後經過三個小時再就寢。當然不可吃宵夜。

一日用餐三次，不過，外食機會難免，所以，我並非要各位恪遵這12條規定，只是要將這些項目記在腦中，盡量努力地去遵守。

我們每天的生活會成爲習慣，而習慣會透過生活深植於大腦中。這個大腦乃是形成人格的場所。一個人的生活方式、想法會成爲生活，也會連帶地形成性格，這即形成了一個人的人格。這種生活會成爲遺傳因子，會成爲血，留傳到接下來的世代。我們經常聽到生活遺傳這般的字眼，而我們眞正能夠留給子孫的是什麼，實在必須深思。

例如，每天無所事事，沒有時間觀念，毫無節制地吃點心或宵夜，養成這些不良的習慣，則這些因子都會輸入腦神經中。

在美國的文獻中，曾記載有人一日飲食八餐之例，此人每隔兩小時就得用餐一次，只要時間一到，就會感覺飢餓。這並不是身體的要求，而是習慣使然，讓腦神經產生了此種作用。這樣絕對無法培養出一個感覺敏銳、具有偉大人性的人。

生活方式決定一個人的心。你到底要從事什麼樣的生活？要將什麼東西輸入大腦呢？這些將會成爲你的性格，會成爲你的人格。

2 自製料理的營養分析——附・與市售食品的比較

＊不要拘泥於營養分析

在前一項中，已經爲各位說明調理上的基本事項了。其次，透過實際的料理，爲各位分析營養學。這是使用自然材料手製的料理例，同時，也附載使用加工食品的一般家庭菜單，或是便當的菜餚，可做比較。市售的加入食品添加物的加工食品有很大的差距。不過，在分析上，像維他命或鈣質等，除了微量營養素以外，幾乎沒有太大的差距，各位首先要明白這一點。關於點心方面，加入胚芽或麥糠的粉、無農藥的自然野草、果實等做成的手製健康點心，在後面也會逐一地爲各位說明。

爲了進行科學的分析，可能會花很多的時間或手續，進行營養價的分析。可是家庭主婦並不需要依照食品成分表來考慮飲食生活或做出菜單來。我認爲配合各個季節，將自然孕育的食物親手做出來，配合體調，飲食八分飽，就不必要特別地進行營養分析或計算了。

但這並不是說不需要科學或營養學。經過仔細分析，能夠了解各種食品中所含的成分，藉此調和食品，求取均衡的營養，這是有其必要的。如何接受這知識，活用於飲食生活之中，將是今後的課題。

我經常在想到底生病、死亡、眞理是什麼？什麼才是自然的生活？如果痛不欲生卻又不能死，好像浮萍一般，那麼這實在是人生一大悲劇。後來，我突然領悟到，必須要透過自然的姿態，才能發現到肉眼看不到卻又確實存在的「自然力量」的眞理，這樣才能夠使你得到健康。這並不是學習營養學，觀察表面分析的數值即可了解，而是透過從分析中找出來的成分，知道食品中所含的自然之恩惠，而發現未出現在分析中的生命。透過以往肉眼看不到的各食品中所含的營養素，了解到調和生活的重要性。

現在，人們認爲科學是萬能，沒有科學就無法說明一切事項。然而，自然科學本身也是來自於自然的恩惠，再進化成營養學，將物質做細微的分析，使我們明白以往所無法了解的食品成分。但是，分析出來的只是物質，無法分析出生命。

科學能夠將枝葉細分化，以理論的方式來加以探討，卻因爲身爲根的生命沒有探出頭來，而捨棄不顧忘記了心的存在。

我想從自然中學習的，並不是分析營養學，而是自然的營養學。

但是，對一些如果不以科學的方法來進行分析就無法了解的人而言，我還是要以數字來說明，希望各位能夠了解我的用心。

次頁以下，是使用自然材料來爲各位解說營養分析與作法。

早、午、晚的自製菜單（套餐）

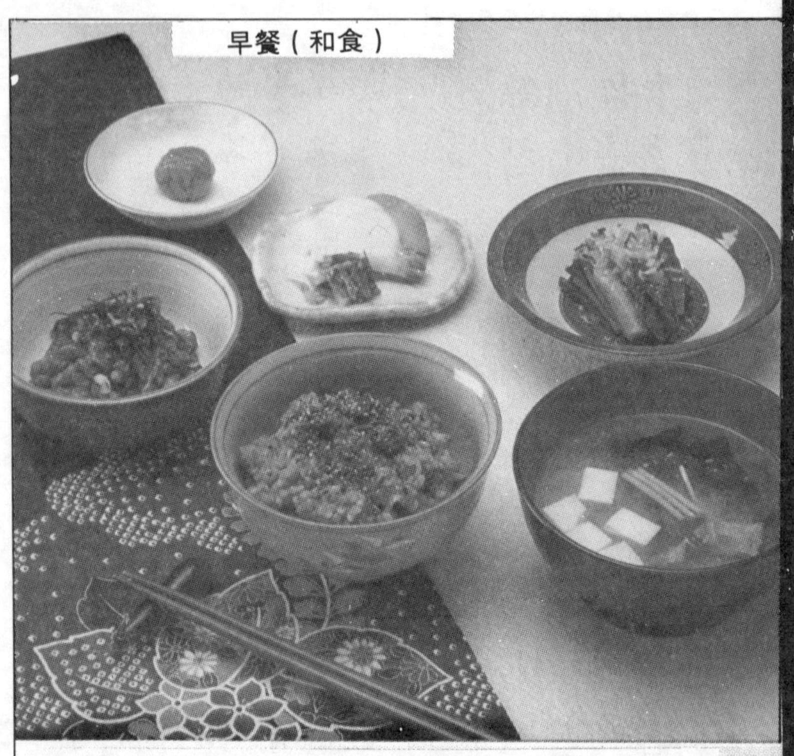

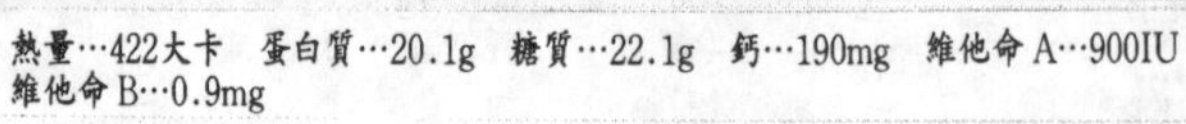
熱量…422大卡　蛋白質…20.1g　糖質…22.1g　鈣…190mg　維他命A…900IU
維他命B…0.9mg

一般家庭的早餐菜單

熱　量…536大卡
蛋白質…17.4g
糖　質…104.0g
鈣………30mg
維他命A…321IU
維他命C…25mg

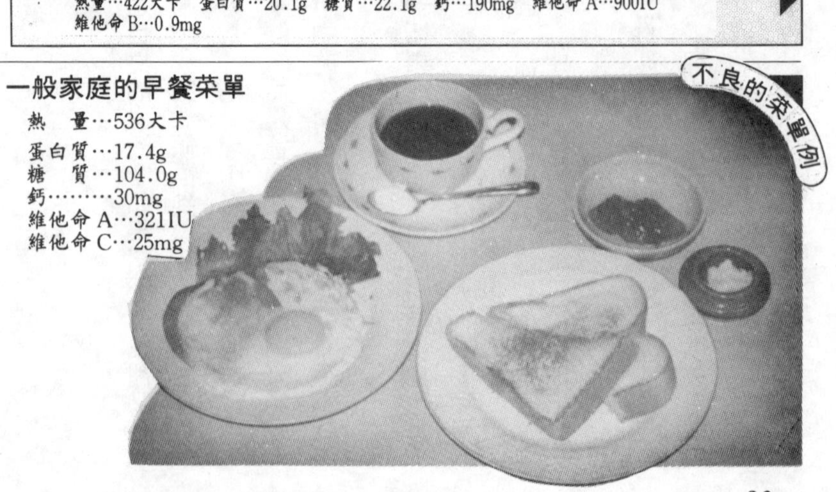

早餐（西餐）

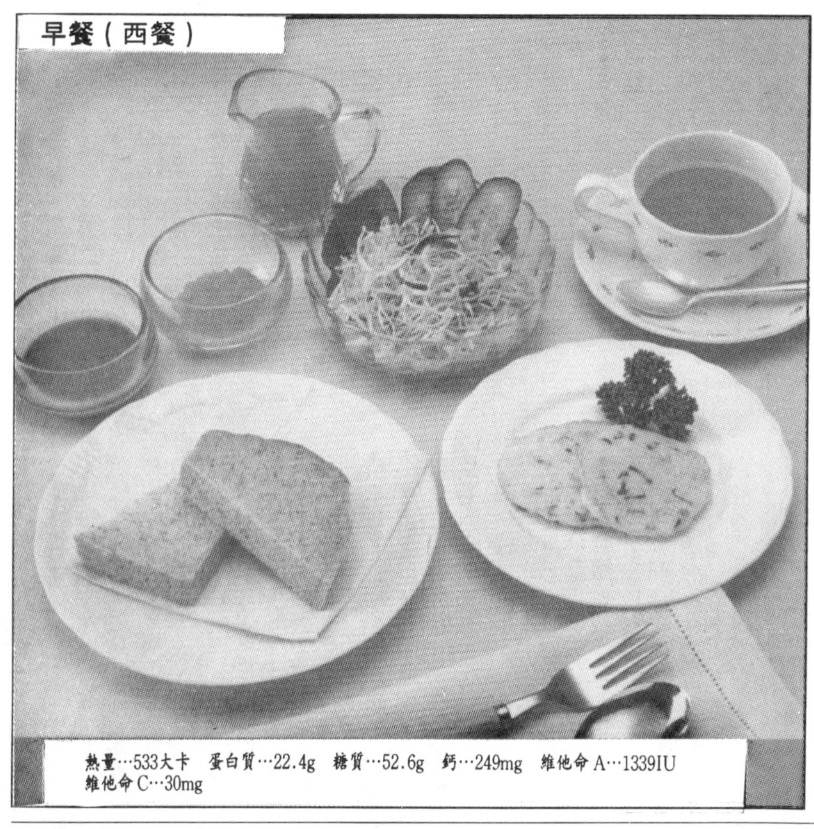

熱量…533大卡　蛋白質…22.4g　糖質…52.6g　鈣…249mg　維他命A…1339IU
維他命C…30mg

番茄醬麵

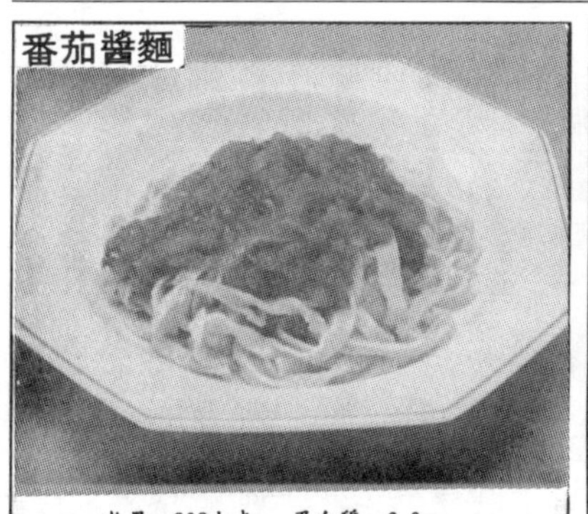

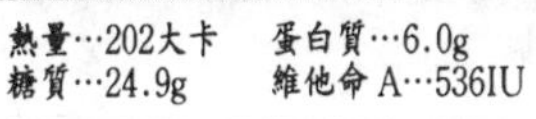

熱量…202大卡　蛋白質…6.0g
糖質…24.9g　維他命A…536IU

糙米菜粥

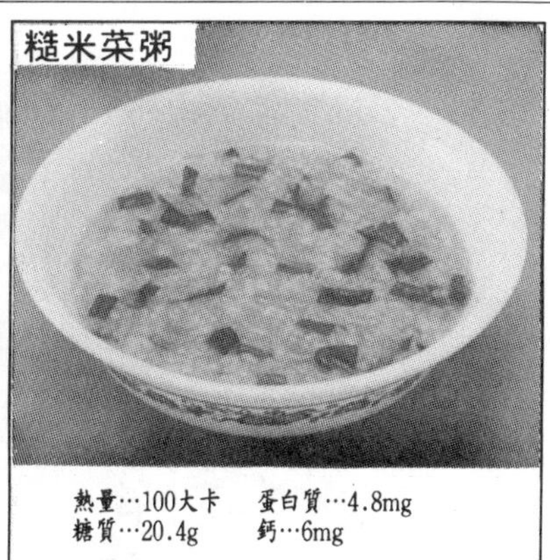

熱量…100大卡　蛋白質…4.8mg
糖質…20.4g　鈣…6mg

⊙**早餐菜單（和食）**

①飯（糙米、黑豆、小麥）

②味噌湯（豆腐、裙帶菜、三葉菜）

③納豆（蔥）

④小松菜（柴魚）

⑤醃漬菜（醃白蘿蔔、紅蘿蔔）

⊙**早餐菜單（西餐）**

①胚芽麵包

②豆腐煎蛋捲＊

③胡蘿蔔醬＊

④生菜沙拉（包心菜、胡蘿蔔、裙帶菜）

⑤橘子

⑥咖啡

⊙**豆腐煎蛋捲**

＜材料＞　1人份

豆腐¼塊　青菜少許

蛋1個　自然鹽、植物油少許

①用手捏碎豆腐，細切青菜。

②將蛋打散，加入少許鹽，材料調拌在一起，以煎鍋煎。

⊙**胡蘿蔔醬**

＜材料＞　1人份

胡蘿蔔⅓根　蘋果¼個　蜂蜜、檸檬少許　芝麻奶油1小匙

①胡蘿蔔磨碎，放入小鍋中，加水煮。

②煮10分鐘以後，磨碎蘋果放入，加入蜂蜜，再煮5分鐘。

⊙**糙米菜粥**

＜材料＞　4人份

糙米飯2杯　韭菜½束　胡蘿蔔小⅓根　白蘿蔔約3㎝　蔥少許　自然鹽、天然釀造醬油各1小匙　高湯5杯

①細切蔬菜待用。

②高湯中放入細切的蔬菜，調味後放入飯一起煮。

⊙**番茄醬麵**

＜材料＞　10人份

強力粉200g　薏米粉1大匙　植物油1大匙　蛋2個　番茄醬（番茄1.5㎏、洋蔥2個、香蕈1朵、芥菜½根、大蒜2片、青椒2個、自然鹽⅔大匙、蜂蜜2小匙、植物油4大匙、自然醋2小匙、天然釀造醬油1大匙）

①粉調拌後，加入蛋、植物油，仔細地揉捏。

②將揉捏好的粉擱置1小時，再切成長的薄片。

③將麵煮軟。

④切碎蔬菜，陸續放入鍋中炒拌，加入調味料及番茄醬，煮半個小時。

⑤將番茄醬淋在麵上。

＊強力粉是指麩素質較多的麵粉。

＊全粒粉是指小麥與麥糠一起捏成的圓粒粉。

※以自製菜單做早餐

前頁的早餐菜單，是利用無農藥、有機農法的農產品手製的菜單例。

右下為使用一般市售品做出來的一般家庭的早餐菜單例。

只要看營養資料，各位也可以知道，光從數字上來看，像維他命或鈣質等的微量成分，也是以無農藥、自然農法的手製菜單含量較多。

現代人飲食的最大問題，即是蔬菜的攝取量不足，因而造成維他命、礦物質不足。所以，使用未加工的自然材料做出的食物，與精白之後脫去外皮，添加過多食品添加物的不自然食品之間，有很大的差異。

很多家庭早餐是吃白吐司配咖啡紅茶，在營養成分上，完全沒有攝取到礦物質。因此，不僅沒有氣力或體力，在工作上，也缺乏幹勁，並缺少集中力。

當成一天活動源的早餐，要使用擁有生命力的食物，使用全粒粉做的麵包，並攝取蔬菜，這是有必要的。

※菜粥是使用剩飯的部分

糙米菜粥是將剩飯加入高湯，再加上蔬菜蒂或包心菜芯等通常我們會捨棄的部分，放在一起煮，能夠產生美味的蔬菜甘甜味，而且能夠得到均衡的營養。事實上，我們捨棄的部分，往往是營養的寶庫，故要巧妙地加以利用。

午餐（飯盒）

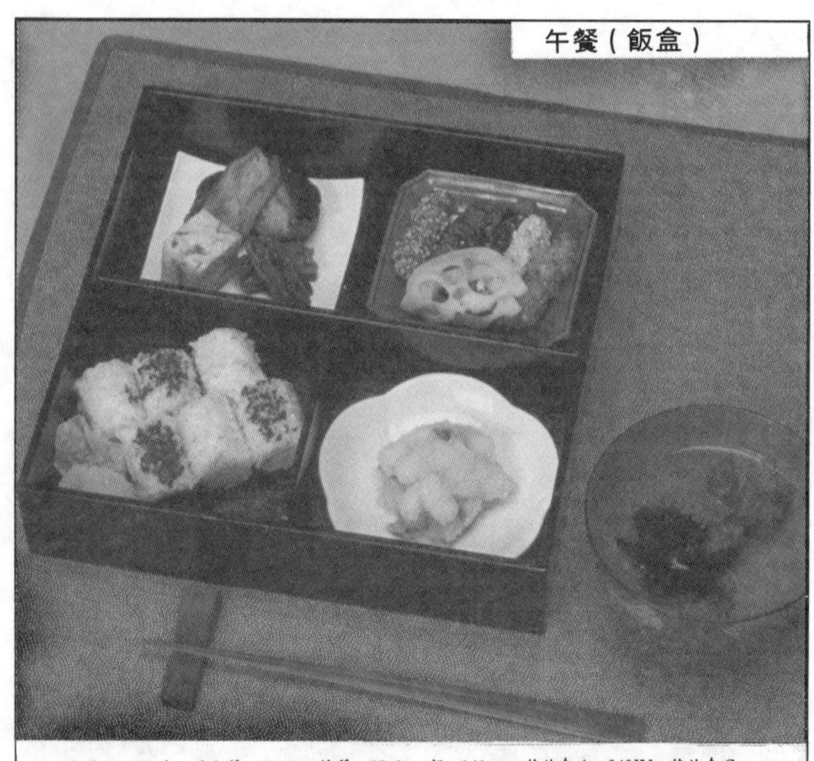

熱量…687大卡　蛋白質…54.3g　糖質…55.0g　鈣…141mg　維他命A…940IU　維他命C…41mg

市售便當

熱量……889大卡
蛋白質…13.4g
糖質……87.1g
鈣………50mg
維他命A…10IU
維他命C…7mg

不良的菜單例

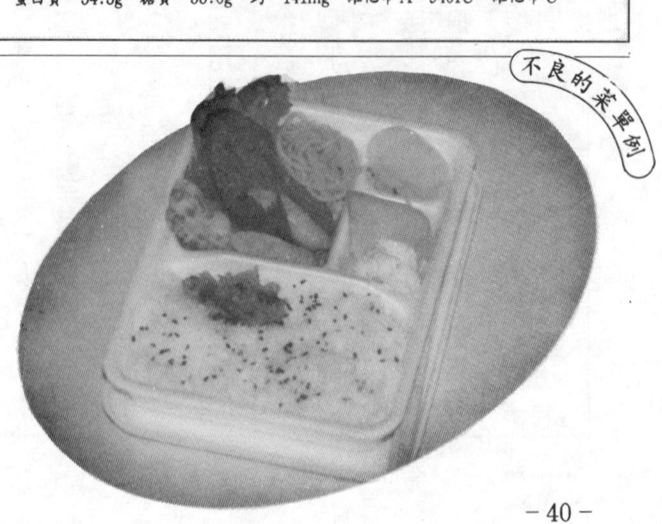

午餐（三明治）

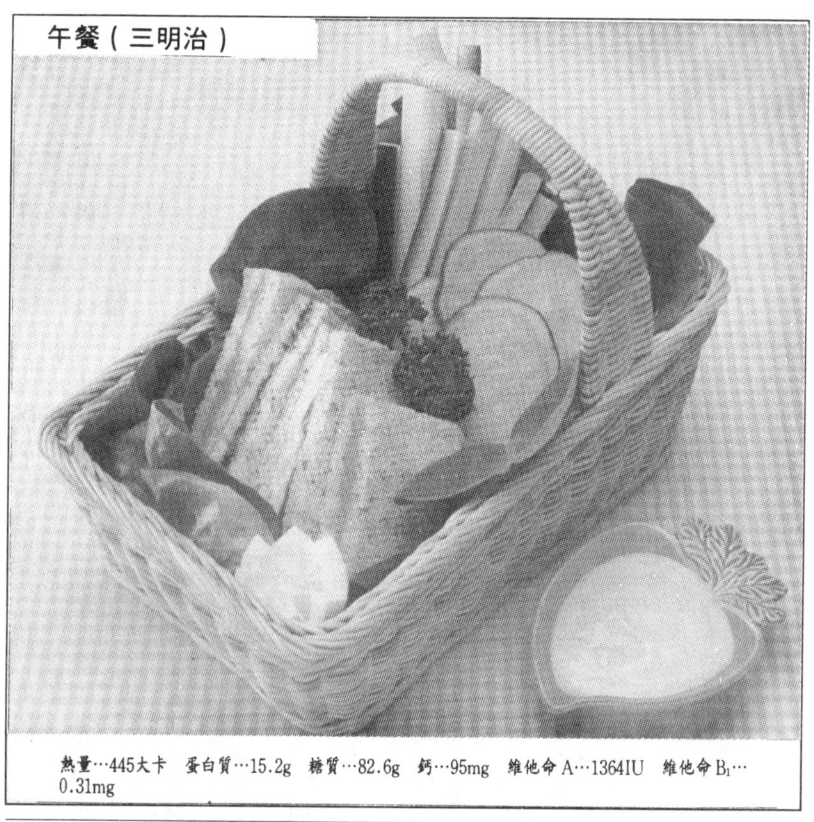

熱量…445大卡　蛋白質…15.2g　糖質…82.6g　鈣…95mg　維他命A…1364IU　維他命B_1…0.31mg

什錦飯

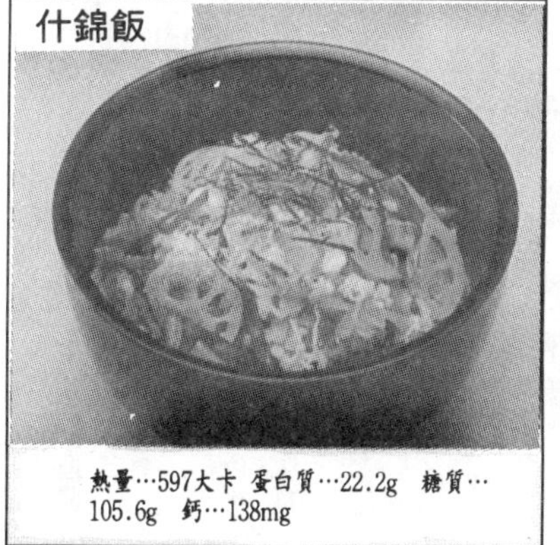

熱量…597大卡 蛋白質…22.2g　糖質…105.6g　鈣…138mg

什錦麵

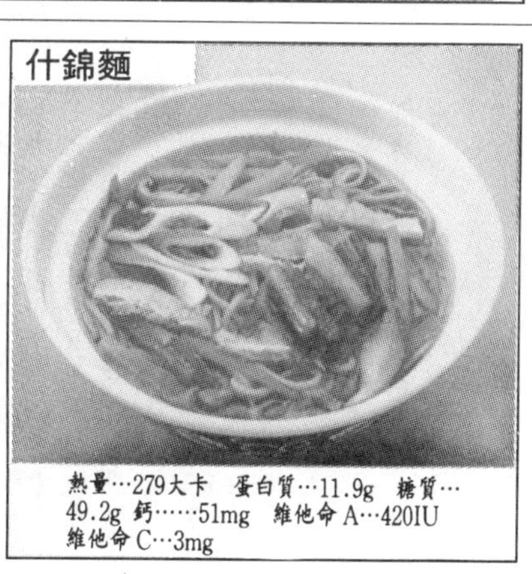

熱量…279大卡　蛋白質…11.9g　糖質…49.2g 鈣……51mg　維他命A…420IU
維他命C…3mg

⊙午餐菜單（飯盒）

①五分搗米飯
②香菇菜包（麩素肉餅、洋蔥、胡蘿蔔、蛋）
③仿製豆腐＊
④麩素炸三色
⑤甘藷白豆
⑥燙青菜
⑦醃漬菜
⑧清湯

⊙仿製豆腐

＜材料＞　1人份
豆腐¼個　蛋1個　香菇1朵　胡蘿蔔5g　絹豆莢2朵　高湯少許　天然釀造醬油、米酒1小匙　自然鹽少許　植物油1小匙

①細切蔬菜，加入高湯、醬油、米酒，煮過後冷卻。
②蛋打散，與①調和，放入煎鍋中，用小火煎。

⊙午餐（三明治）

＜材料＞　1人份
黑麵包薄片4片　菠菜20g　胡蘿蔔醬15g　芋頭沙拉30g　檸檬1個　甘藷20g　蜂蜜、蛋黃醬少許　沙拉醬20g

①麵包切成薄片。
②菠菜煮過後，放入研鉢中研碎，以蛋黃醬調拌。
③胡蘿蔔擦碎，在鍋中煮過後，放入蜂蜜。
④麵包中放入材料，做成三明治。

⊙沙拉醬

＜材料＞　2杯份
煮大豆1杯　植物油80c.c.　自然醋60c.c.　自然鹽、蜂蜜各1小匙　大豆煮汁少許

①將用水浸泡過的大豆煮軟。
②煮好的大豆，加入植物油、醋、鹽、蜂蜜、大豆煮汁，放入果汁機中攪拌成沙拉醬狀。

⊙什錦麵

＜材料＞　4人份
麵－糰　胡蘿蔔¼根　牛蒡⅓根　小松菜少許　乾香菇3朵　油豆腐1片　蔥1根　天然釀造醬油2小匙　自然鹽1小匙

①取出高湯。
②蔬菜全部細切。
③麵煮得略硬。
④高湯中放入蔬菜，煮到沸騰爲止。
⑤用鹽、胡椒調味，放入麵。
⑥盛碗，添加蔥與小松菜。

⊙什錦飯

＜材料＞　4～5人份
五分搗米3杯　稗子¼杯　水與米同量　調和醋（自然醋、梅醋各2大匙）乾香菇4朵　油豆腐2片　蓮藕⅓根　牛蒡、胡蘿蔔各小½根　葫蘆條10㎝　小乾白魚½杯　蛋1個　絹豆莢4～5朵　海苔、錦絲蛋、紅薑少許、高湯、天然釀造醬油、米酒、黑砂糖。

①牛蒡削成小薄片，其他的蔬菜細切，用2杯高湯煮，加入醬油、酒各2大匙調味。

②乾香菇用浸泡汁½杯、黑砂糖1大匙、醬油1大匙煮過。

③飯中撒上自然醋、梅醋的調和醋，做成醋飯，再與小乾白魚、菜碼調拌。

④鋪上錦絲蛋、海苔、絹豆莢、紅薑等裝飾。

※自製便當與市售便當的營養比較

午餐的菜單，也是以無農藥、自然農法的農產品.親手做成便當，當然，其營養與精白米或加入食品添加物的加工食物所做的不自然市售便當有很大的差別。

只要看數字，各位就能夠一目了然。以自然的材料親自製成的食品，能夠得到均衡的營養。

市售便當的內容，不外乎是漢堡、義大利麵、火腿、蘑菇、洋芋、維也納香腸、餃子、醃黃蘿蔔、什錦八寶醬菜等，全都是加入食品添加物的加工食品，而且蔬菜不足，過度偏重動物性質的食物。如此一來，會使血液成為酸性。

此外，為了使外表看起來新鮮，會噴上產生光澤的噴霧劑。

總之，市售的加工食品與自製食品有很大的差距。如果只考慮到熱量的話，則兩者之間差異不大。

※沙拉醬的作法

沙拉醬是將蘋果和胡蘿蔔擦碎之後做為基礎，再放入芹菜屑等物質，富於變化，不會吃膩。不論是和食或西餐，都可以加以利用。

※什錦飯適合使用梅醋

有時候，什錦飯吃起來太甜，這時，如果使用梅醋，則吃起來非常爽口。不論是做涼拌食物或調味醬，都可以使用梅醋；同時，稀釋後飲用，或用來製做點心，也都頗為適合。其中所含的有機酸，能夠消除疲勞。紅紫蘇所產生的粉紅色彩，也十分的美麗，能提升食欲。

※使用麩素肉餅的方法

麩素肉餅是由麵粉的麩素所製造出來的植物性蛋白質，和生薑或大蒜一起炒，加入味噌、醬油等調味，吃起來美味可口。

可像餃肉一般，放入餃子肉。另外，製做麻婆豆腐時，也可以利用。

晚餐菜單（和食）

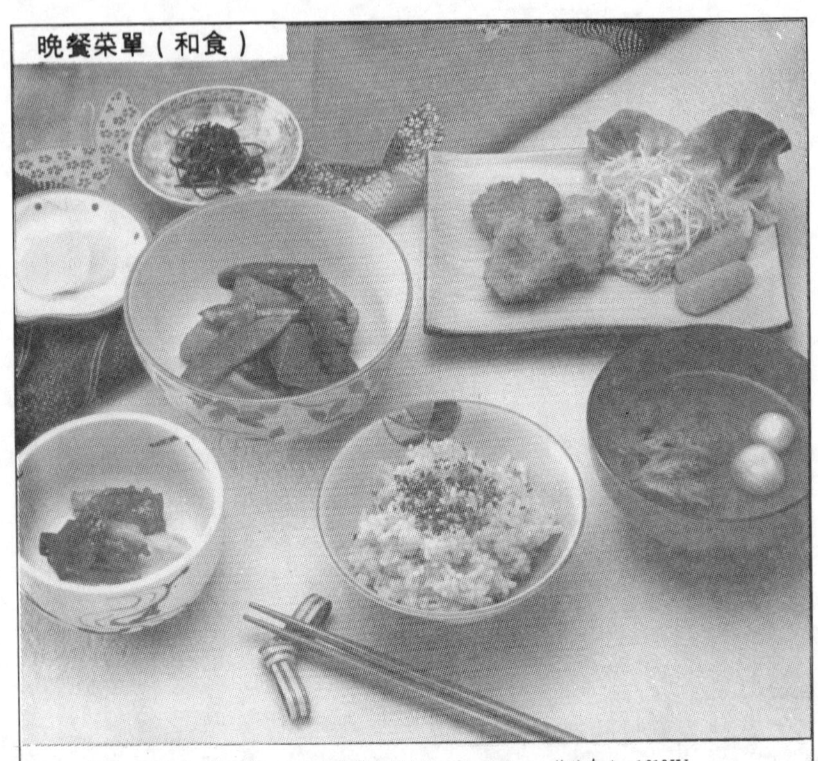

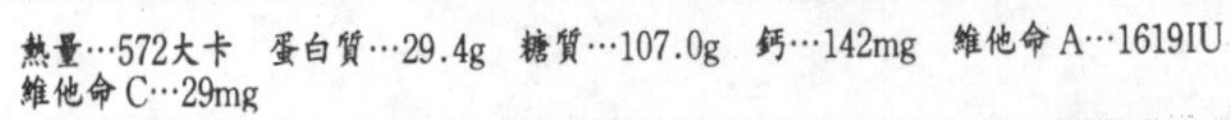
熱量…572大卡　蛋白質…29.4g　糖質…107.0g　鈣…142mg　維他命A…1619IU
維他命C…29mg

一般家庭的晚餐菜單

熱量……633大卡
蛋白質……25.0g
糖質……46.0g
鈣………71mg
維他命A…50IU
維他命C…15mg

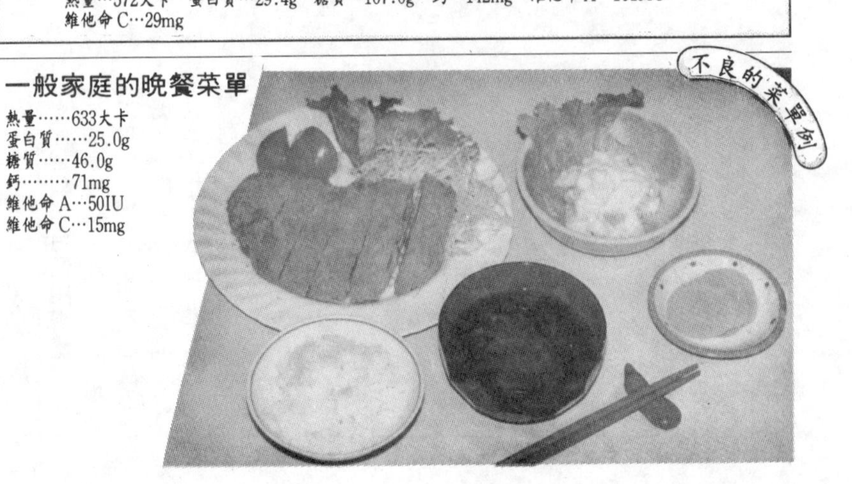

晚餐菜單（西餐）

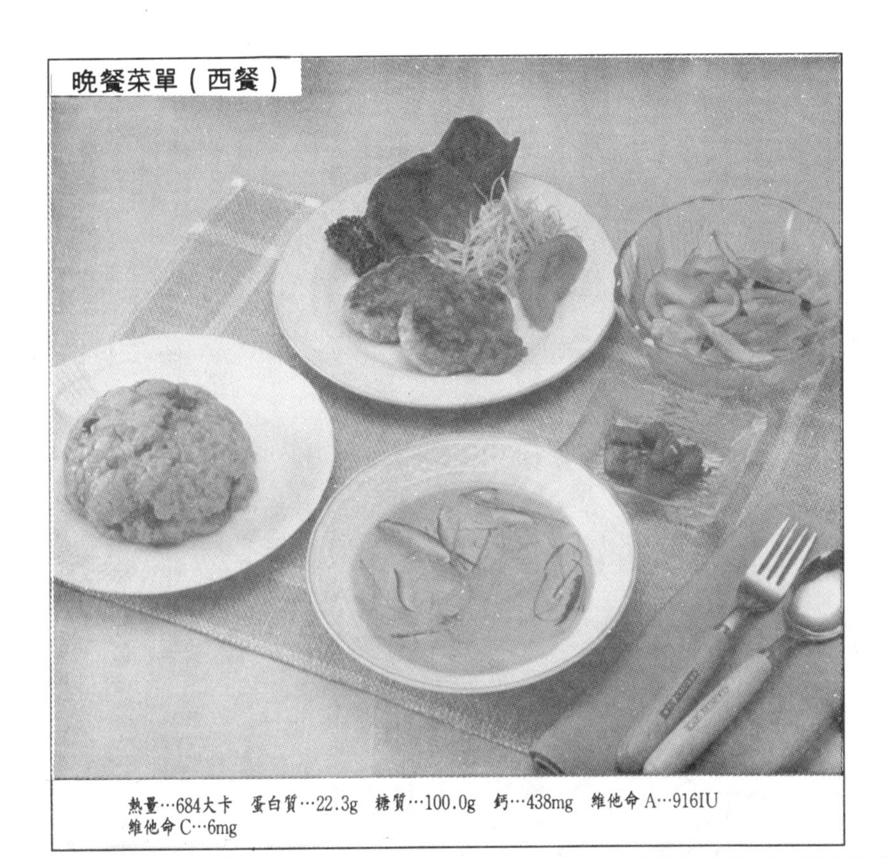

熱量…684大卡　蛋白質…22.3g　糖質…100.0g　鈣…438mg　維他命A…916IU
維他命C…6mg

蕎麥粥

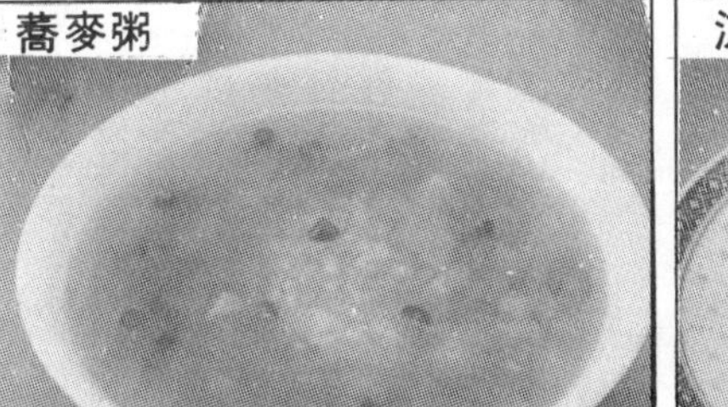

熱量…84大卡　蛋白質…2.3g　糖質…17.4g
鈣…12mg　維他命C…13mg

涼麵

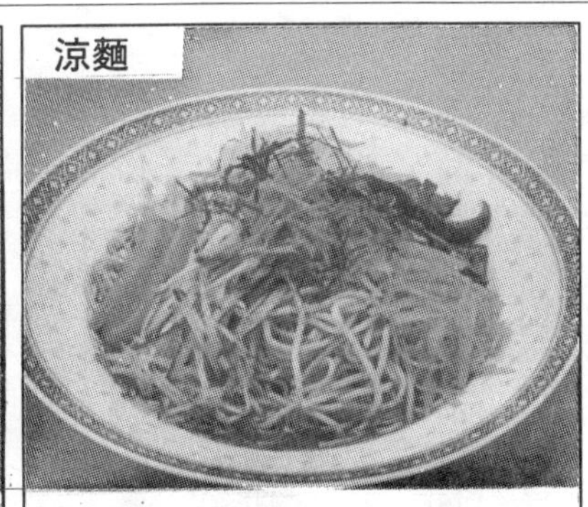

熱量…213大卡　蛋白質…10.3g　糖質…37.7g
鈣…41mg　維他命B…0.21mg

⊙**晚餐菜單（和食）**
①糙米飯
②炸車麩
③煮蔬菜（牛蒡、蓮藕、胡蘿蔔、蒟蒻、高野豆腐、絹豆莢、麩素）
④涼拌菜（蔥、油豆腐、味噌）
⑤佃煮昆布
⑥清湯（茼蒿、碎麩）

⊙**炸車麩**
＜材料＞　4人份
車麩2片、高湯½杯、天然釀造醬油、米酒1大匙、完全粉、蛋、麵包粉適量
①車麩不要用水浸泡還原，直接浸泡於高湯中，加入酒、醬油，浸泡十分鐘。
②車麩分成4等份，沾上完全粉、蛋、麵包粉，用170度的油炸。

⊙**晚餐菜單（西餐）**
①炒飯（胡蘿蔔、蔥、青椒、大蒜、小乾白魚）
②豆腐漢堡＊
③醋漬菜（包心菜、洋蔥、大蒜）
④菜湯（胡蘿蔔、絹豆莢、乾香菇、蝦米）
⑤薑煮麩肉

⊙**豆腐漢堡**
＜材料＞　4人份
豆腐1塊、洋蔥大½個、麩素餃肉3大匙、蛋1個、自然鹽少許
①洋蔥切碎，炒過之後，冷卻。
②豆腐搗碎，加入洋蔥、麩素餃肉、蛋、鹽，充分調拌，用模型壓出美麗的形狀。
③煎鍋中倒入油，兩面煎豆腐漢堡。

⊙**涼麵**
＜材料＞　4人份
麵1糰、淋汁（高湯2杯、梅醋6大匙、天然釀造醬油5大匙、乾香菇2朵、大葉5片、番茄½個、小黃瓜2條、豆芽菜適量、紅薑、海苔少許、蛋1個）。
①蔬菜全部切絲。
②乾香菇浸泡，使其還原，用浸泡汁和黑砂糖煮。豆芽菜快炒。
③麵煮好後撈起，擱置一旁冷卻。
④器皿中放入麵，鋪上蔬菜，用錦絲蛋裝飾，淋上汁。

⊙**蕎麥粥**
＜材料＞　4人份
蕎麥米⅓杯、洋蔥½個、胡蘿蔔⅓根、馬鈴薯2個、蔥少許、天然釀造醬油1小匙、自然鹽2小匙、水5杯。
①洋蔥切碎，胡蘿蔔、馬鈴薯切丁。
②鍋中倒入少許的油，炒洋蔥，再放入胡蘿蔔、馬鈴薯、蕎麥米加入5杯水煮熟後調味。
③盛入器皿中，撒上蔥。

＊完全粉是指加入麥糖的麵粉。

※使用麩素肉的方法

麩素肉也是由小麥的麩素所製造出來的，不過，卻是成塊的。使用時，切成適當的大小，加入薑屑、大蒜、醬油調味，較容易使用於各種料理中。

※醋漬菜與調味醬

利用調味醬拌蔬菜，擱置一天之後，就能成為美味的醋漬菜了。撒上香料或淋上少許的梅醋，可配合麵包來食用。

醋漬菜

〈材料〉4～5人份
包心菜¼個
胡蘿蔔½根
小黃瓜⅓根
芹菜⅓根
洋蔥½個

調味醬

〈材料〉
植物油⅘杯
自然鹽1小匙
自然醋4大匙
天然釀造
醬油1大匙
梅醋1大匙
香料適量

※蕎麥、蕎麥米、蔬菜湯的作法與效用

蕎麥中含有芸香苷、維他命P等能夠使血管順暢之物質。利用蕎麥粉，可以製做麵包、蛋糕或餅乾。

蕎麥米也可以和糙米一起炊煮，煮成雜燴飯，美味可口。

感覺自己好像罹患感冒時，盡量放入很多深色蔬菜，做成蔬菜湯，然後撒上薑屑，倒入太白粉勾芡，趁熱喝，可以促進發汗。

※利用黑砂糖、蜂蜜製造甜味，但也要控制用量

雖然黑砂糖、蜂蜜之中含有豐富的維他命與礦物質，但也不能夠因此而大量地攝取。煮蔬菜時，如果放入過多的砂糖，就會失去蔬菜原有的甘味。另外，經常食用甘味強烈的料理，會養成習慣。

鹽也要酌量地攝取，只要利用鹽引出蔬菜原有的甘味即可。

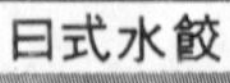

日式水餃

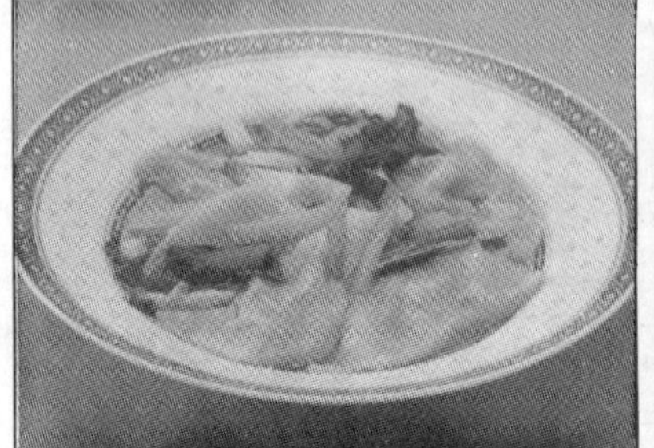

熱量…198大卡　蛋白質…10.1g　糖質…35.7g　維他命A…548IU　維他命C…20mg

薏米烤菜

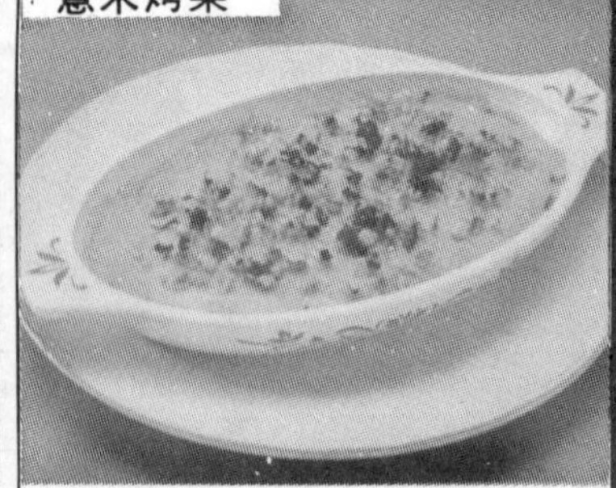

熱量…267大卡　蛋白質…12.2g　糖質…29.0g

小竹筴魚（1人份約2條）

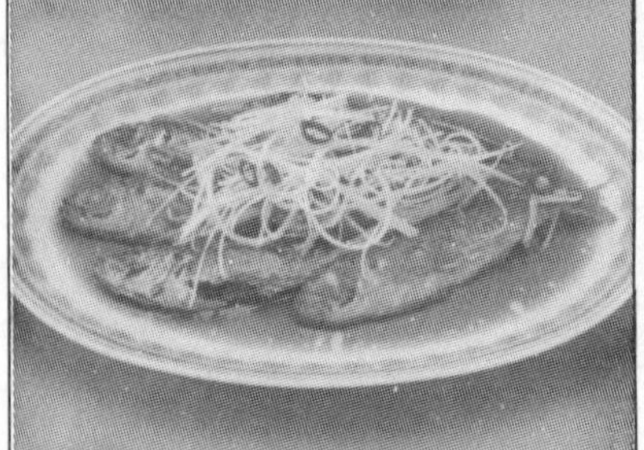

熱量…121大卡　蛋白質…28.5g　糖質…2.4g　鈣…105mg　維他命A…1000IU　維他命B…0.71mg　維他命C…18mg

核桃餃

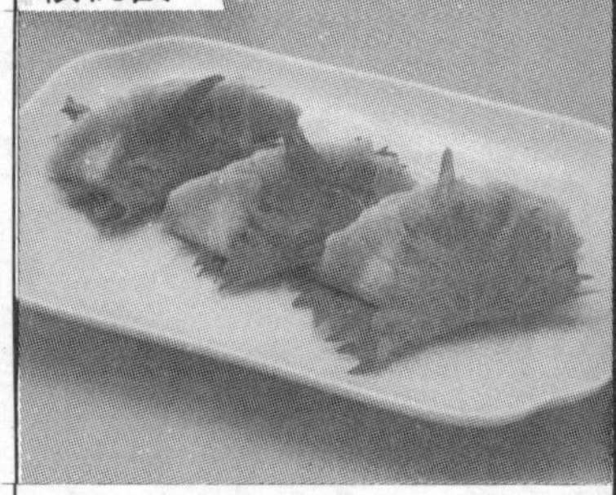

熱量…139大卡　蛋白質…10.1g　糖質…64.2g　鈣…127mg

八寶菜

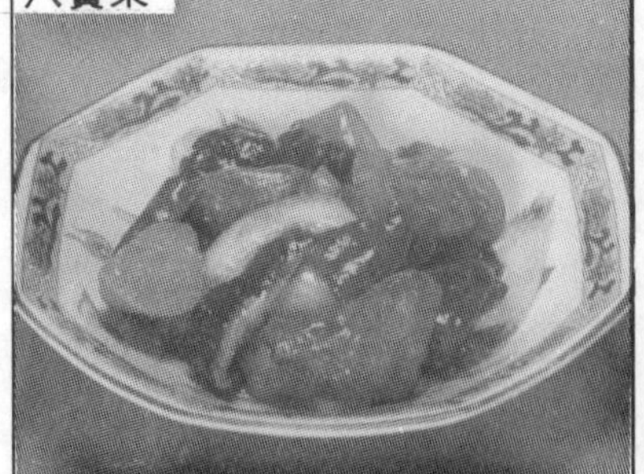

熱量…287大卡　蛋白質…10.7g　糖質…49.5g　鈣…88mg

醋漬若鷺（1人份約3條）

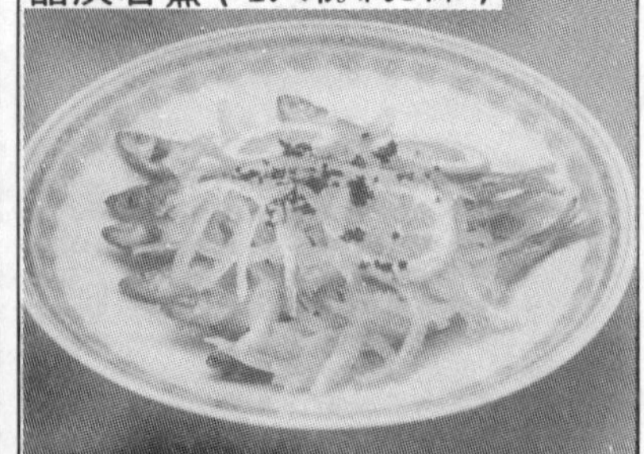

熱量…91大卡　蛋白質…11.0g　糖質…6.7g　鈣…47mg

高野豆腐炸三色

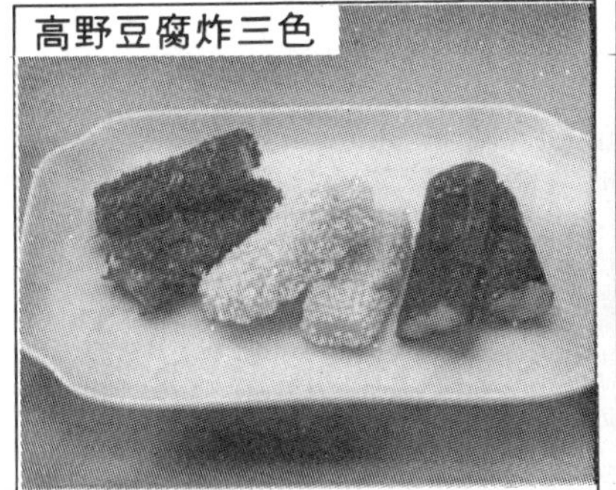

熱量…98大卡　蛋白質…5.3g
糖質…5.3g　鈣…45mg

炸野草

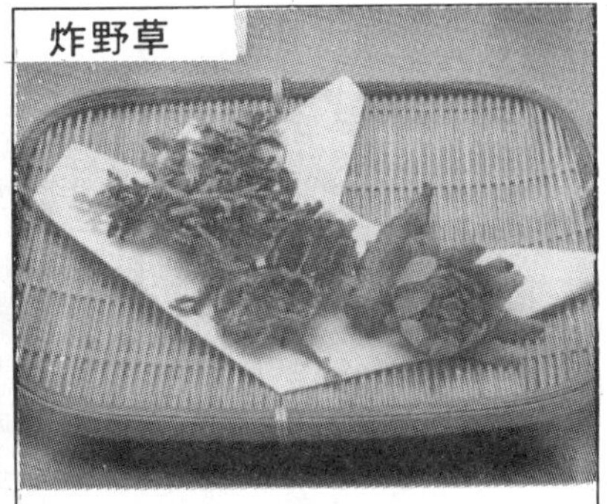

熱量…36大卡　蛋白質…1.4g
維他命A…156IU

蓮藕球

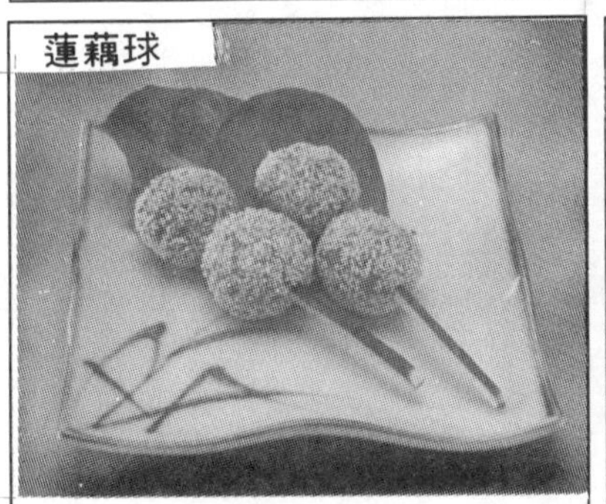

熱量…162大卡　蛋白質…6.5g　糖質…29.6g
鈣…20mg 維他命A…513IU 維他命…C12mg

甘藷皮炸胡蘿蔔

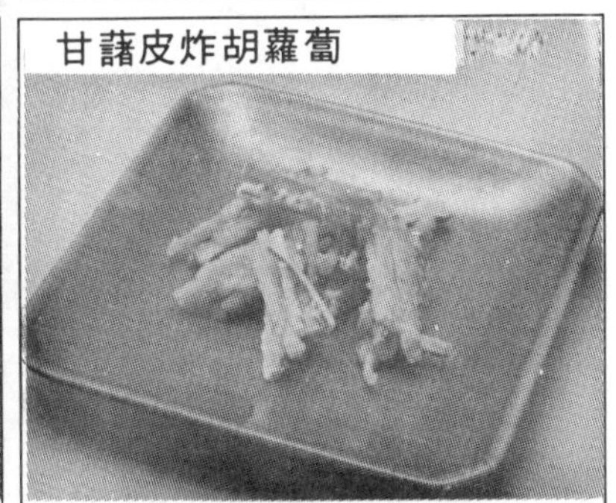

熱量…43大卡　蛋白質…0.8g 糖質…8.9g　鈣…9mg　維他命A…135IU　維他命C…10mg

根菜球

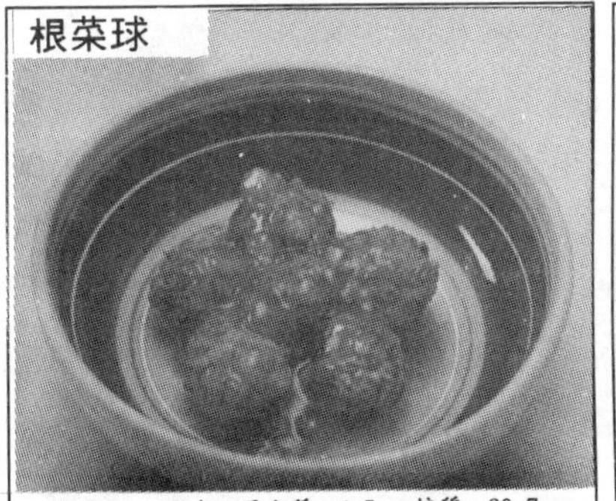

熱量…149大卡　蛋白質…4.5g　糖質…29.7g
維他命A…45IU　維他命 B_1…0.12mg 維他命C…5mg

麩素燒賣

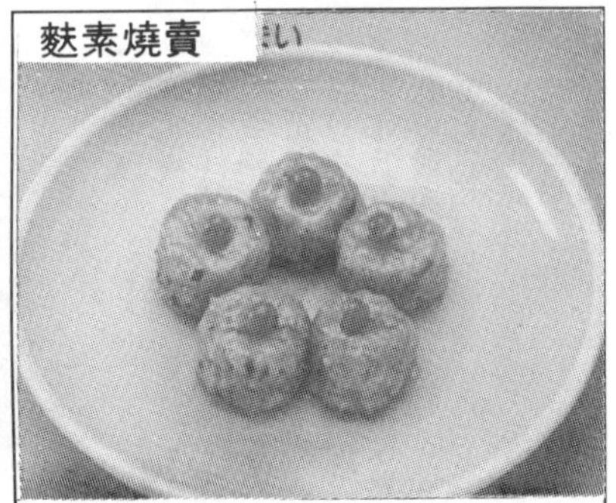

熱量…306大卡　蛋白質…7.4g　糖質…55.7g
鈣…9mg　維他命B…0.03mg

⊙薏米烤菜

＜材料＞　4人份

薏米煮過的1杯、洋蔥½個、大蒜1個、胡蘿蔔20g、芹菜適量、白色調味醬（豆奶4杯、完全粉、紅花油3大匙、自然鹽½小匙）

①用壓力鍋煮薏米。

②蔬菜切碎，用油炒過後，以鹽調味。

③用紅花油炒完全粉，冷卻後，加入豆奶，用火煮，做成白色調味醬。

④烤盤中倒入油，放入薏米、蔬菜，淋上白色調味醬，用180度的烤箱烤20分鐘，最後撒上芹菜。

⊙日式水餃

＜材料＞　5㎝圓形20人份

菜碼（餃肉½小罐、胡蘿蔔、竹筍、蝦仁20g、香菇2朵、蔥少許）青菜¼株、白蘿蔔100g、紅蘿蔔30g、香菇2朵、高湯5～6杯、天然釀造醬油、自然鹽、酒各2小匙、太白粉少許。

①將當成菜碼切碎的蔬菜與用溫水浸泡還原的蝦米和餃肉一起炒，再加上少許鹽調味，撒上少許太白粉，冷卻後，包在皮中。

②菜碼以外的蔬菜細切，用芝麻油炒，放入高湯，煮好後，放入餃子，加入青菜調味。

⊙核桃餃

＜材料＞　4～5人份

糙米飯、全粒粉1杯、大葉10片、菜碼（核桃½杯、天然釀造味噌、黑砂糖、白芝麻各3大匙）

①將剩飯加入⅓杯的水，煮到水氣乾了為止。

②將冷卻的飯加上粉，充分調拌，分成10等份，薄攤在圓模型中。

③味噌與黑砂糖煮過之後，加入核桃碎屑、白芝麻調拌。

④皮中放入味噌餡，包成餃子。

⑤放入沸水煮，冷卻之後，包在大葉中。

⊙小竹筴魚

＜材料＞　4人份

小竹筴魚8條、完全粉適量、自然鹽少許、蔥1根、芝麻油1大匙、天然釀造醬油、自然醋2大匙、梅醋½大匙。

①在小竹筴魚上略撒上鹽、完全粉，用中火慢慢地炸到連骨亦能吃為止。蔥切成細絲。

②芝麻油、醋、醬油、梅醋充分調拌。在炸好的小竹筴魚上鋪上蔥絲之後，淋上調味料。

⊙醋漬若鷺

＜材料＞　4人份

若鷺12條、太白粉適量、洋蔥中1個、調味醬（檸檬汁大1個、自然醋3大匙、植物油⅓杯、自然鹽1小匙）。

①若鷺撒上太白粉炸乾。

②炸好的若鷺上，鋪上薄片洋蔥，淋上調味醬。

⊙八寶菜

＜材料＞　4人份

麩素肉1罐、鴿子蛋10個、洋蔥½個、蓮藕、胡蘿蔔小各½根、豆芽菜2把、香菇中5朵、高湯（香菇的浸泡汁）、天然釀造醬油、自然鹽、炸油各少許、太白粉3大匙。

①亂切麩素肉，撒上太白粉，用油炸。

②蓮藕切成一口的大小，胡蘿蔔切

成薄長條，香菇切絲。

③蔬菜炒過之後，用鹽、醬油調味，放入麩素肉與青菜，用香菇汁溶解太白粉倒入勾芡。

⊙炸野草

＜材料＞

欸冬、芹菜、蒲公英、艾草、虎耳草各適量、完全粉適量、自然鹽少許。

①完全粉倒入冷水中，加入鹽少許做成麵衣。

②野草各沾上麵衣，放入油中炸。

⊙高野豆腐炸三色

＜材料＞　4人份

高野豆腐6塊、高湯1杯半、天然釀造醬油3小匙、米酒3小匙、完全粉½杯、水等量、海苔適量、芝麻粉、青海苔各適量。

①用溫水將高野豆腐浸泡還原，以調味料煮。

②將切成一半的①沾上用水調過的完全粉，再各自沾上芝麻粉、青海苔，用油炸。

③將切成三分之一的①，同樣地沾上用水調過的完全粉，裹上海苔，用油炸。

⊙甘藷皮炸胡蘿蔔

＜材料＞　4～5人份

甘藷皮約2條的份量、胡蘿蔔蒂少許、全粒粉3大匙、自然鹽適量。

①甘藷皮細切、胡蘿蔔切絲，一起撒上鹽，放入全粒粉與水，少量集中在一起，用油炸。

⊙蓮藕球

＜材料＞　4人份

蓮藕小1條、洋蔥½個、胡蘿蔔⅓條、麩素肉⅓罐、完全粉6大匙、自然鹽1小匙、芝麻粉適量。

①洋蔥切碎，用中火炒。

②蓮藕切碎，加入洋蔥，麩素肉、鹽、完全粉充分攪拌，捏成約2cm左右的球狀。

③撒上芝麻粉，用170度的油炸。

⊙麩素燒賣

＜材料＞　4人份

洋蔥½個、胡蘿蔔中⅓根、大蒜1片、麩素肉1罐、豌豆少許、香菇2朵、自然鹽1小匙半、太白粉4大匙、植物油少許。

①蔬菜切碎，充分炒過。

②炒過的蔬菜，用麩素肉、鹽、太白粉充分調拌。

③做成燒賣形，在器皿中，充分撒上太白粉。

④用蒸籠蒸13分鐘。

⊙根菜球

＜材料＞　4人份

牛蒡、胡蘿蔔小各⅓根、蓮藕¼根、完全粉5大匙、蕎麥粉1大匙、麵包粉5大匙、高湯適量、自然鹽1小匙、酒、天然釀造醬油、太白粉。

①根菜全部切碎。

②將完全粉、麵包粉、蕎麥粉、高湯、鹽加入①中調拌，捏成2cm左右的球狀，用油炸。

③鍋中放入油、醬油、太白粉、水，用火煮到略爲黏稠時，放入根菜球，沾汁。

＊全粒粉是指小麵與麥糠一起捏成圓形的粉。

大豆漢堡

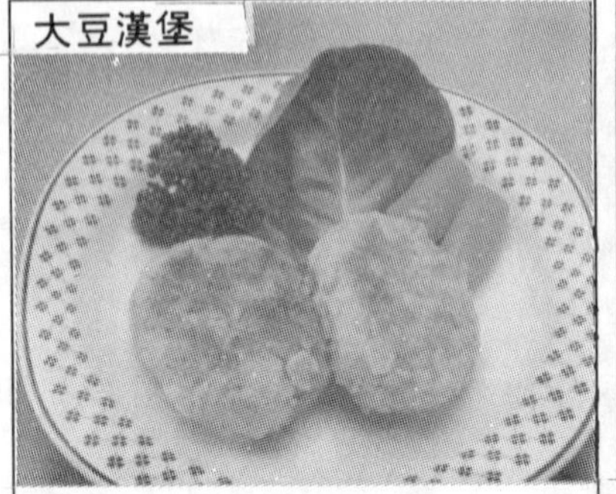

熱量…223大卡 蛋白質…13.6g 糖質…28.98g
鈣…186mg

蔬菜球

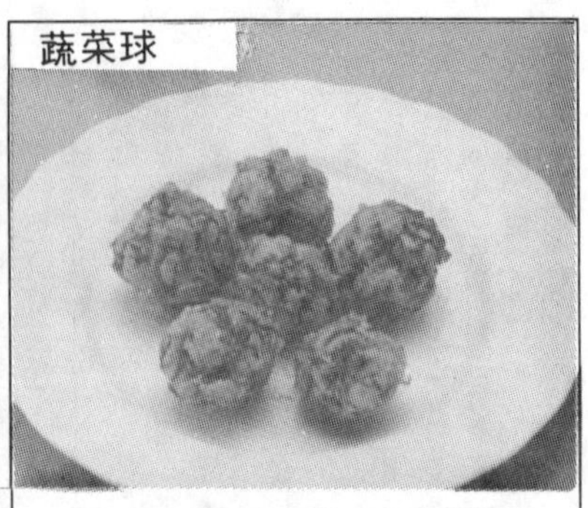

熱量…276大卡 蛋白質…16.2g 糖質…31.4g
鈣…98mg

南瓜炸丸子

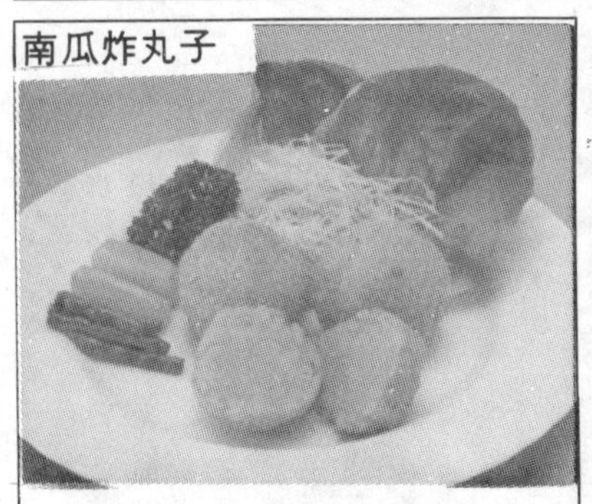

熱量…89大卡 蛋白質…2.5g 糖質…26.3g
鈣…24mg 維他命A…227IU

麩素肉松風燒

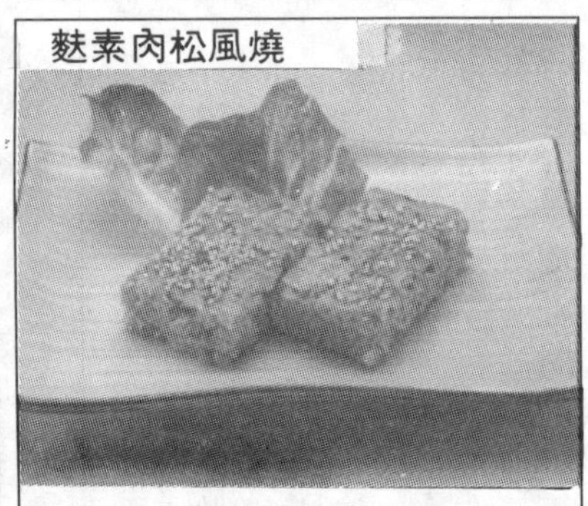

熱量…194大卡 蛋白質…7.1g
糖質…39.4g 鈣…46mg

炸蓮藕片

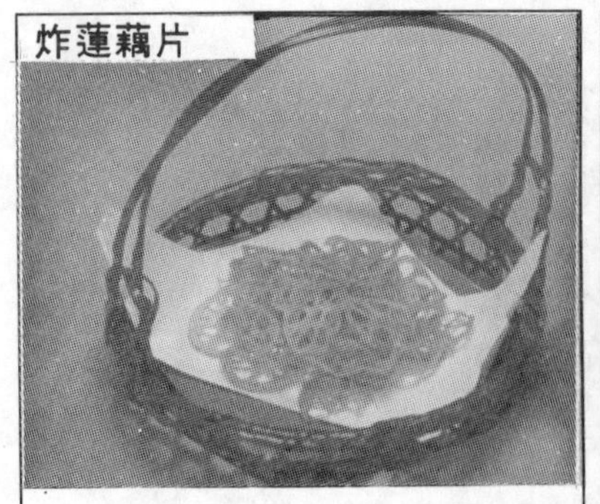

熱量…47大卡 蛋白質…0.8g 糖質…5.6g
鈣…7mg 維他命C…20mg

炸漩渦捲

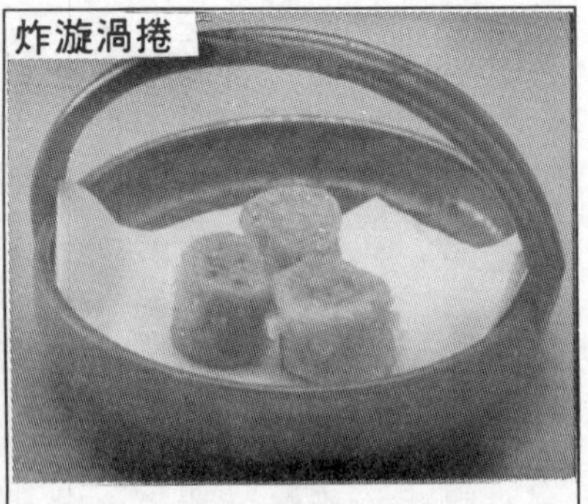

熱量…223大卡 蛋白質…9g 糖質…28.2g
維他命A…492IU

羊栖菜油豆腐包

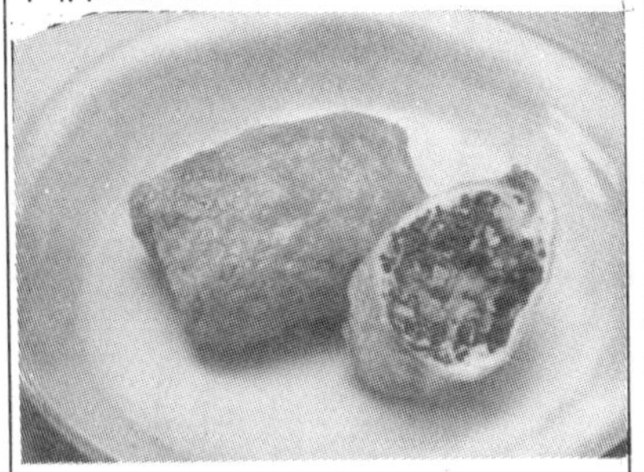

熱量…174大卡　蛋白質…10.2g　糖質…24.4g　鈣…215mg　維他命 B_1…0.03mg

豆腐大和芋排

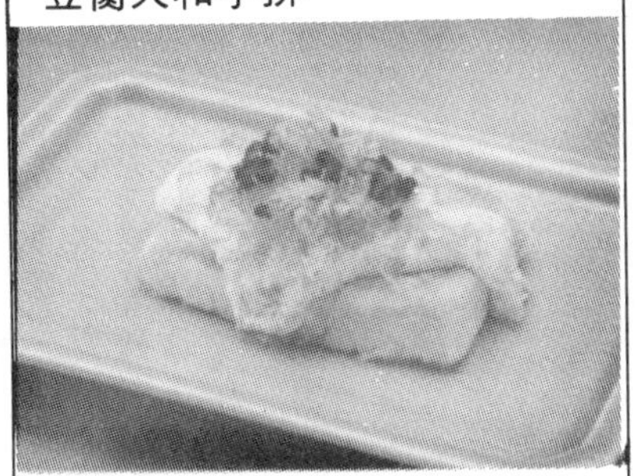

熱量…139大卡　蛋白質…9.8g　糖質…14.0g　鈣…98mg

小松菜炒油豆腐

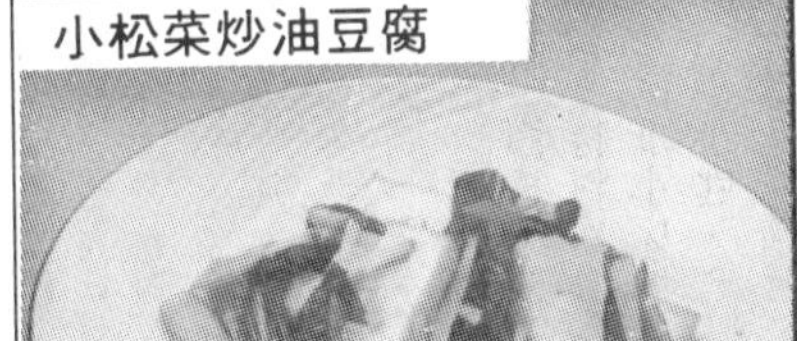

熱量…76大卡　蛋白質…5.3g　糖質…5.1g　鈣…220mg　維他命 A…900IU

小松菜炒櫻蝦

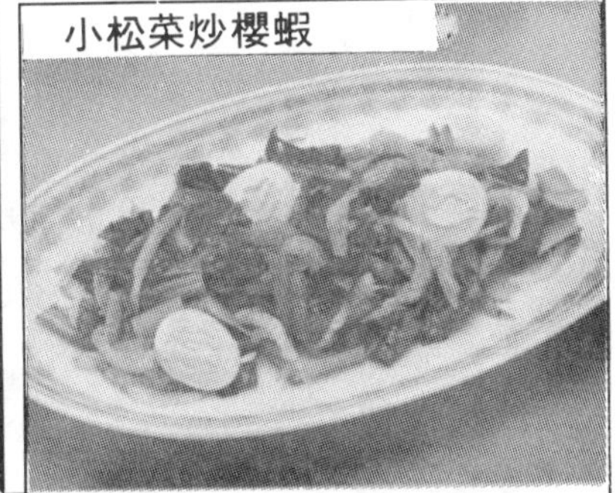

熱量…100大卡　蛋白質…2.4g　糖質…5.9g　鈣…197mg　維他命 A…900IU

五色涼拌菜

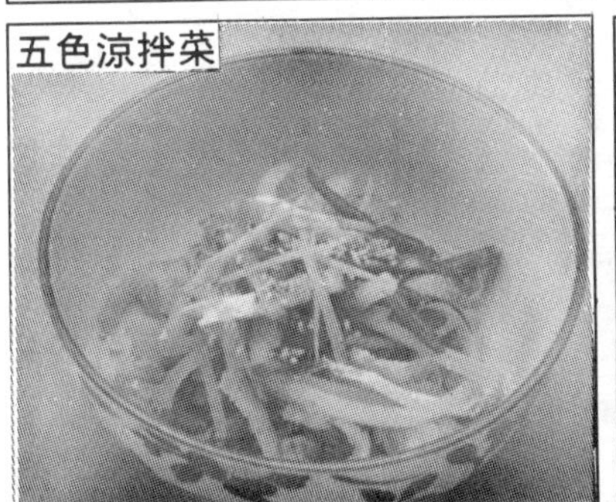

熱量…115大卡　蛋白質…5.0g　糖質…13.0g　鈣…100mg　維他命 C…41mg

蕪菁葉炒小乾白魚

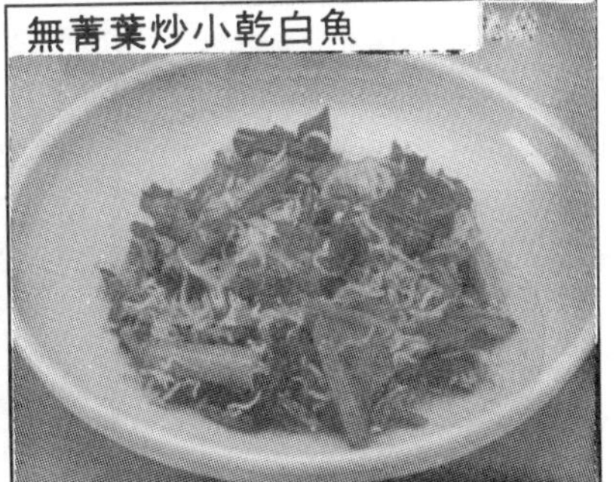

熱量…77大卡　蛋白質…37.0g　糖質…1.6g　鈣…600mg　維他命 A…902IU

⊙蔬菜球

〈材料〉 4人份

大豆150g、蔥（芹菜等）適量、自然鹽1小匙、全粒粉1杯。

①將用水浸泡一晚的生大豆放入果汁機中，加入1杯水攪拌。

②全粒粉、蔥花、鹽加入①，捏成圓球，用油炸。

⊙大豆漢堡

〈材料〉 4人份

大豆（煮過的）2杯、洋蔥½個、麵包粉½杯、自然鹽 1又½小匙、植物油 1大匙、豆奶少許。

①用研缽研碎煮過的大豆。

②洋蔥切碎，炒過。

③大豆、洋蔥、豆奶、撒上麵包粉，用鹽充分調拌。

④做出模型，用煎鍋兩面煎。

⊙麩素肉松風燒

〈材料〉 4人份

麩素肉200g、蔥1根、乾香菇5朵、白芝麻少許、自然鹽少許、麵包粉½杯、天然釀造味噌1大匙、蛋1個。

①蔥、乾香菇切碎，將材料與調味料全部調拌。

②烤盤中鋪上油，將①做成蘿蔔糕型，放入180度的烤箱中，約烤20分鐘。

⊙南瓜炸丸子

〈材料〉 4人份

南瓜小½個、洋蔥½個、自然鹽1小匙、全粒粉適量、蛋適量、麵包粉適量

①南瓜蒸過之後搗碎。

②洋蔥切碎，炒過。

③①與②調拌在一起，捏成球狀等喜愛的形狀，裹上麵衣炸。

⊙炸漩渦捲

〈材料〉 4人份

①（太白粉2小匙、水2小匙、蛋2個半）、②（麩素肉80g、蛋½個、大和芋50g、酒1小匙、米酒1小匙、自然鹽少許、太白粉1大匙、薑少許）③（胡蘿蔔20g、竹筍40g、長蔥20cm、乾香菇2朵、太白粉5大匙、水3大匙、完全粉適量）。

①先攤開蛋皮。

②蔬菜細切。

③大和芋磨碎，與麩素肉、調味料、蔬菜充分調拌。

④蛋皮上撒上完全粉，將③鋪在蛋皮上捲起。

⑤放入蒸籠中約蒸10分鐘，冷卻後，切開。

⊙炸蓮藕片

〈材料〉 4人份

蓮藕150g、植物油適量

①蓮藕切成薄片，以低溫的油慢慢地炸。

⊙豆腐大和芋排

＜材料＞　4人份

豆腐1塊、大和芋約20㎝、全粒粉適量、柴魚片適量、植物油1大匙、天然釀造醬油1大匙、蔥少許。

①豆腐對半切開，去除水分，沾全粒粉，於煎鍋中煎。

②煎好後熄火，鋪上磨碎的大和芋，加蓋蒸。

③盛盤，鋪上柴魚片，淋上醬油。

⊙羊栖菜油豆腐包

＜材料＞　4人份

油豆腐包4個、浸泡還原的羊栖菜1杯、胡蘿蔔⅓根、乾香菇3朵、調味汁（酒1大匙、天然釀造醬油1大匙、高湯4大匙）、蛋2個、煮汁（高湯½杯、黑砂糖1大匙弱、酒3大匙、天然釀造醬油2大匙）。

①細切羊栖菜、胡蘿蔔、乾香菇，用高湯汁與調味料煮到汁收乾爲止。

②熄火，將蛋打碎倒入，充分調拌，塞入油豆腐包中。

③煮汁煮開之後，放入塞入菜碼的油豆腐包，煮到汁收乾爲止。

⊙小松菜炒櫻蝦

＜材料＞　4人份

小松菜1把、櫻蝦適量、自然鹽1小匙、天然釀造醬油1小匙、芝麻油½大匙。

①小松菜切成2～3㎝長，用芝麻油炒，以鹽調味，再加入櫻蝦，繼續炒。

②最後淋上醬油。

⊙小松菜炒油豆腐

＜材料＞　4人份

小松菜1把、油豆腐1塊、薑½個、天然釀造醬油2大匙、米酒1大匙、自然鹽少許。

①小松菜切成3㎝長。

②油豆腐切成薄片，淋上醬油。

③用煎鍋炒小松菜與薑，再放入油豆腐炒，最後調味。

⊙蕪菁葉炒小乾白魚

＜材料＞　4人份

蕪菁菜1把、小乾白魚¼杯、鴿子蛋約6個、太白粉少許、天然釀造醬油、自然鹽少許。

①煮鴿子蛋。

②蕪菁菜切成2～3㎝長，用油炒，放入小乾白魚及煮好的鴿子蛋，淋上些許的醬油。

⊙五色涼拌菜

＜材料＞　4人份

蘿蔔¼根、蓮藕½節、胡蘿蔔小1根、菜豆6～8根、油豆腐皮2片、調和醋（天然釀造醬油1大匙、米酒1大匙、自然醋2小匙、柚子汁）、自然鹽少許。

①蘿蔔、胡蘿蔔、蓮藕切絲，用少許油炒，撒上鹽調味。

②菜豆加入少許鹽煮，斜切。油豆腐皮略煎，切絲。

③全部材料調拌在一起，用調和醋涼拌。

淋豆腐玉蕈

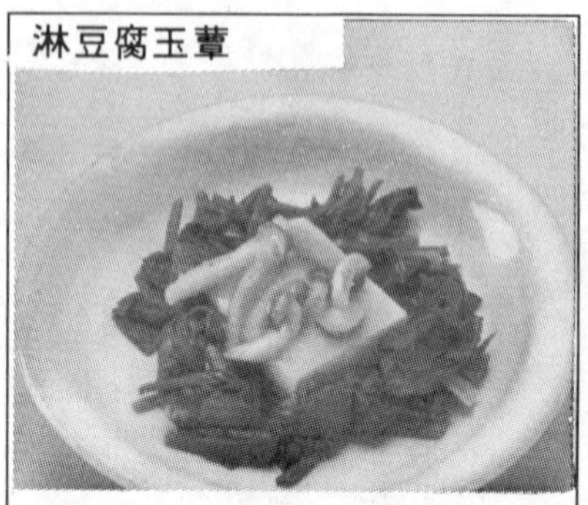

熱量…101大卡　蛋白質…7.5g　糖質…9.5g
鈣…133mg　維他命 B_1… 0.13mg

涼拌炒蔬菜

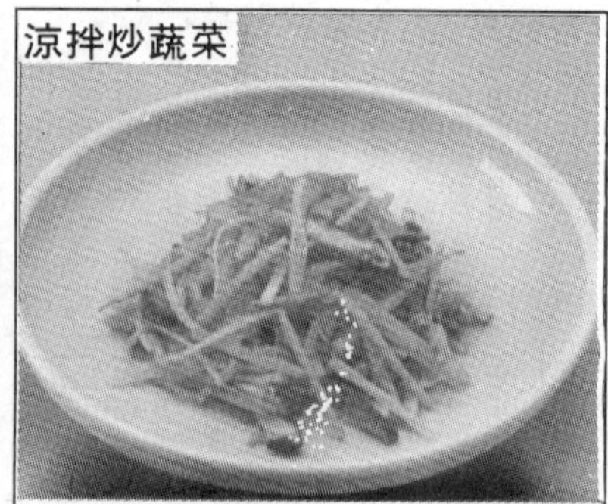

熱量…92大卡　蛋白質…3.6g　糖質…15.1g
鈣…66mg　維他命 A…1058IU
維他命 C…44mg

蘿蔔涼拌海蘿

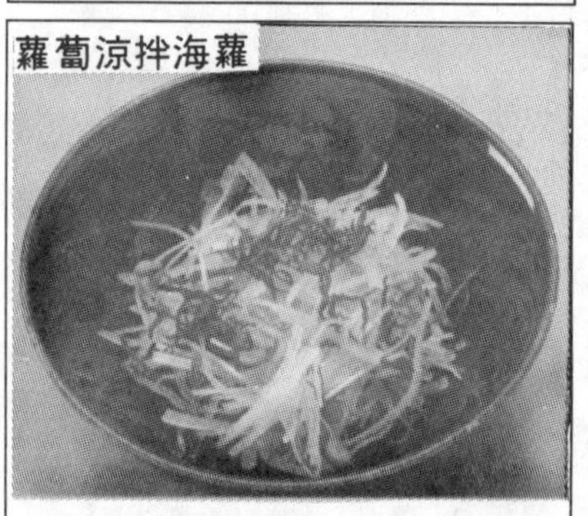

熱量…261大卡　蛋白質…0.4g　糖質…5.8g
鈣…14mg　維他命 C…6mg

涼拌五色蔬菜

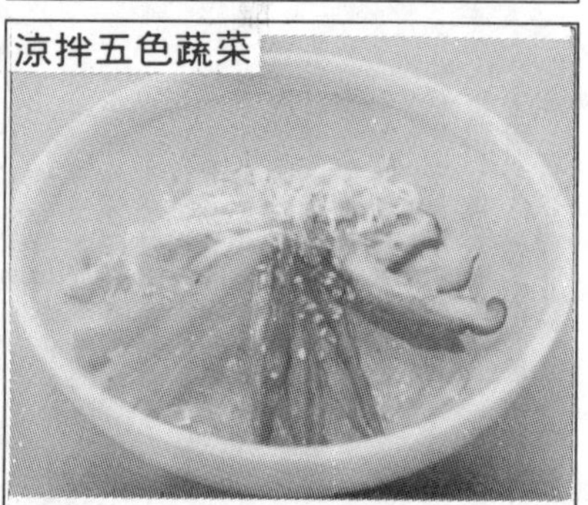

熱量…161大卡　蛋白質…3.1g　糖質…29.9g
鈣…41mg　維他命 A…729IU

友禪涼拌

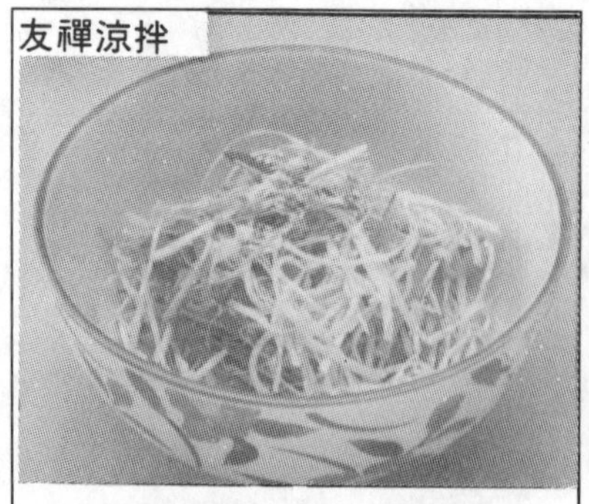

熱量…34大卡　蛋白質…2.5g　糖質…2.5g
鈣…23mg　維他命 A…407IU 維他命 C…12mg

油炸豆腐涼拌小黃瓜

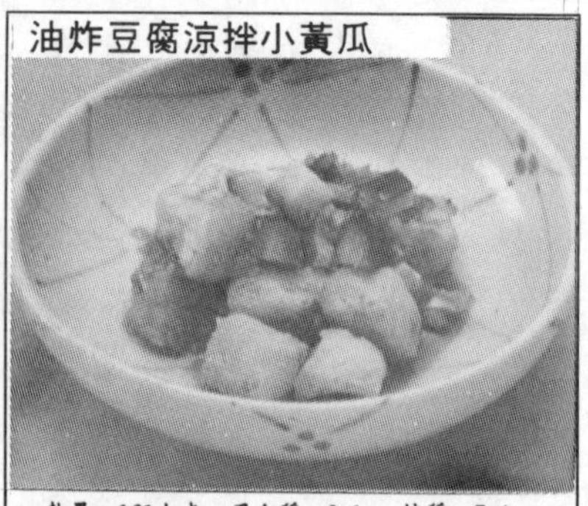

熱量…161大卡　蛋白質…9.1g　糖質…7.4g
鈣…215mg　維他命 A…72IU　維他命 B_1…
0.08mg　維他命 C…6mg

涼拌茼蒿

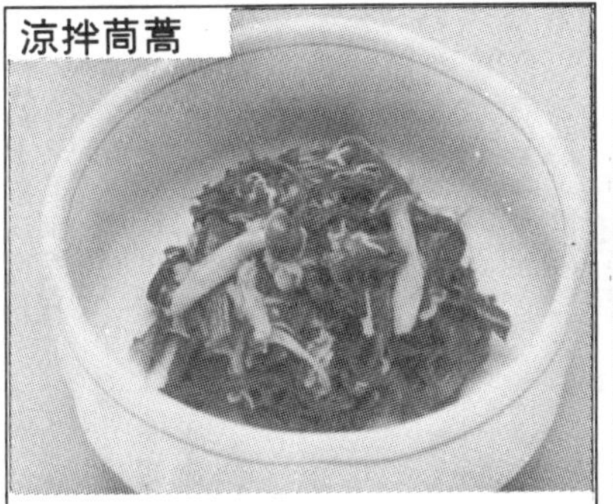

熱量…9大卡　蛋白質…1.5g　糖質…1.8g　鈣…35mg　維他命A…714IU

梅醋涼拌蕪菁紫蘇葉

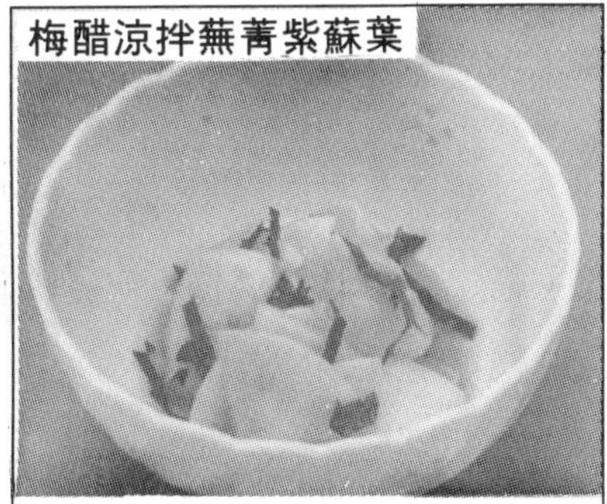

熱量…4大卡　蛋白質…0.2g　糖質…0.7g　鈣…10mg　維他命A…96IU　維他命C…4mg

根菜沙拉

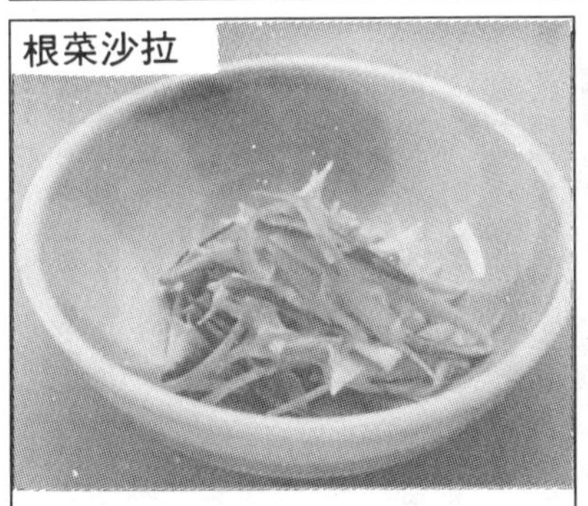

熱量…160大卡　蛋白質…36g　糖質…27.3g　鈣…126mg　維他命A…545IU

洋芋沙泣

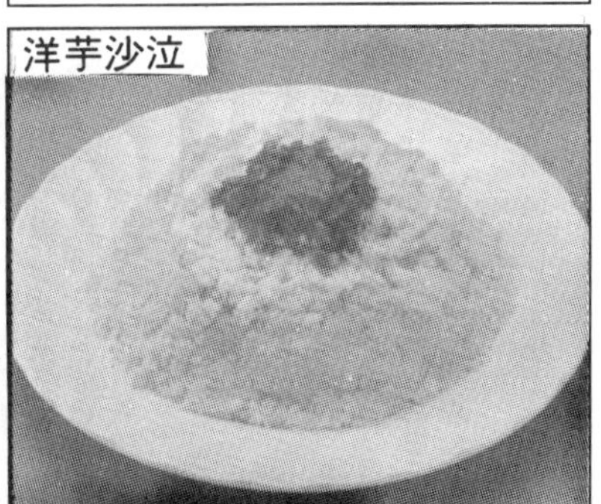

熱量…309大卡　蛋白質…6.7g　糖質…29.0g　鈣…45mg　維他命A…1773IU　維他命C…43mg

豆腐渣沙拉

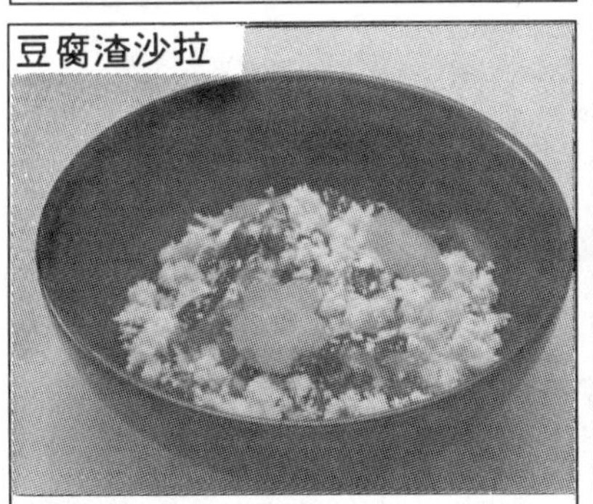

熱量…141大卡　蛋白質…35.0g　鈣…51mg　維他命A…593IU

豆沙拉

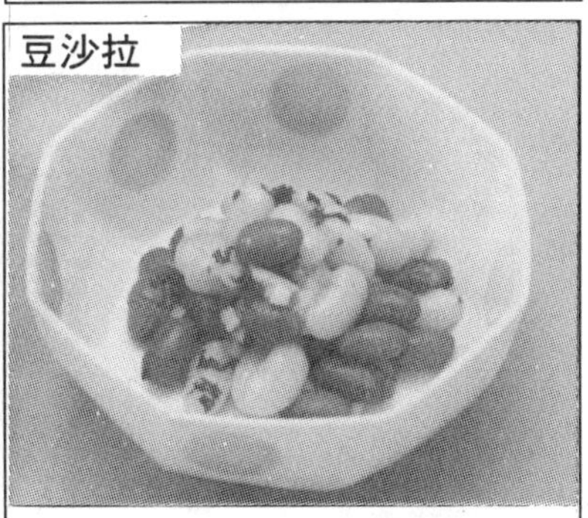

熱量…148大卡　蛋白質…8.5g　糖質…66.5g　鈣…22mg

⊙涼拌炒蔬菜

＜材料＞ 4人份

蘿蔔¼根、蓮藕½節、胡蘿蔔小1根、菜豆50g、油豆腐皮1片、調和醋（天然釀造醬油、米酒、自然醋各1大匙、柚子擠汁1個份）。

①蔬菜切絲。

②在煎鍋中依序炒胡蘿蔔、蓮藕、蘿蔔，撒上鹽。

③油豆腐皮略煎後，切絲。

④蔬菜、油豆腐皮、菜豆調拌在一起，以調和醋涼拌。

⊙淋豆腐玉蕈

＜材料＞ 4人份

木綿豆腐1塊、玉蕈100g、菠菜1把、植物油1大匙、太白粉淋汁（高湯1杯、自然鹽1大匙、太白粉1大匙、米酒1大匙、枸杞少許）。

①瀝乾水分的豆腐切成薄片，在煎鍋中倒入油，將豆腐兩面煎。

②玉蕈用油略炒。

③菠菜煮好後，切成2㎝長。

④太白粉淋汁加入調味料，放入鍋中，用火煮到粘稠爲止。

⑤在豆腐上鋪上玉蕈、菠菜，加入淋汁。

⊙涼拌五色蔬菜

＜材料＞ 4人份

胡蘿蔔½根、菜豆7～8根、乾香菇3朵、粉皮⅓包、蛋1個、中華調醬（天然釀造醬油1大匙、自然醋1大匙、米酒2小匙、芝麻油½大匙、白芝麻1大匙）、天然釀造醬油1大匙、黑砂糖1大匙。

①胡蘿蔔、菜豆細切，用煮汁煮過。

②用醬油與黑砂糖煮香菇。

③粉皮用水煮15分鐘，瀝乾水分。

④蛋攤成蛋皮，細切，添上蔬菜，用中華調味醬涼拌，鋪在粉皮上裝飾。

⊙蘿蔔涼拌海蘿

＜材料＞ 4～5人份

蘿蔔150g、海蘿適量、蘿蔔嫩芽1束、梅調味汁（梅醋2大匙、植物油⅓杯、蜂蜜1小匙、梅乾大2個）。

①蘿蔔切絲，加上用沸水略微燙過的海蘿，一起盛盤。

②其上淋上梅調味汁。

⊙油炸豆腐涼拌小黃瓜

＜材料＞ 4人份

豆腐1塊、小黃瓜1條、芹菜½根、粗蔥½根、芝麻涼拌汁（天然釀造醬油2大匙、黑砂糖½大匙、芝麻油½大匙、自然醋1大匙、天然釀造味噌½大匙、白芝麻3大匙、薑、蒜各少許）。

①豆腐瀝乾水分，切成1㎝正方形，用80度的油炸乾。

②小黃瓜、芹菜切成1㎝正方形，蔥略切。

③薑蒜擦碎，白芝麻碾碎，做成芝麻涼拌汁，用來涼拌材料。

⊙友禪涼拌

＜材料＞ 4人份

包心菜4片、胡蘿蔔中¼根、絹豆莢6～8片、蛋1個、白芝麻少許、自然醋1又⅓大匙、天然釀造醬油1又½大匙、薑汁1小匙。

①煮過的絹豆莢切絲，包心菜也切絲。
②胡蘿蔔切絲，用油略炒。
③攤好的蛋皮切絲。
④將材料置於器皿中，加上調味料涼拌。

⊙梅醋涼拌蕪菁紫蘇葉

＜材料＞　4人份

蕪菁小3個、紫蘇葉6片、梅醋1大匙、自然醋1小匙、水1大匙。

①蕪菁切成一口的大小，紫蘇葉切絲。
②梅醋、醋與水調拌，涼拌①。

⊙涼拌茼蒿

＜材料＞　4人份

茼蒿1把、玉蕈1包、乾菊花½包、自然醋1大匙、天然釀造醬油1又½大匙、米酒1小匙、澱粉適量。

①茼蒿、玉蕈、乾菊花分別略燙之後，瀝乾水分。
②調味料混合後，與①一起涼拌。

⊙洋芋沙拉

＜材料＞　4人份

洋芋4個、胡蘿蔔小1根、蛋2個、青椒1個、芹菜少許、洋蔥¼個、蛋黃醬適量、自然鹽少許。

①洋芋、胡蘿蔔切成小塊，用水煮過後，瀝乾水分，撒上鹽，放入洋蔥片，用蛋黃醬涼拌。
②青椒切碎，加上煮蛋，一起裝飾。

⊙根菜沙拉

＜材料＞　4人份

牛蒡中1條、菜豆5～6根、胡蘿蔔小½根、白芝麻1又½大匙、自然醋、自然鹽各少許、沙拉醬（自然鹽1又½杯、大豆1杯、自然醋60cc、植物油80cc）。

①牛蒡削成小薄片，菜豆細切，在沸水中放入醋、鹽，再放入牛蒡、菜豆煮過。
②胡蘿蔔細切，略煮。
③大豆煮到軟爲止，在果汁機放入沙拉醬的材料，攪拌約1分鐘。
④蔬菜以沙拉醬涼拌。

⊙豆沙拉

＜材料＞　6人份

金時豆1又½杯、白菜豆½杯、洋蔥¼個、芹菜適量、梅醋調味汁（紅梅醋3大匙、植物油¼杯、蜂蜜1小匙、自然醋1大匙）。

①豆子先煮過，放入切碎的洋蔥，用梅醋調味汁涼拌。
②盛盤後，撒上芹菜屑。

⊙豆腐渣沙拉

＜材料＞　4人份

豆腐渣1杯、胡蘿蔔⅓根、裙帶菜適量、蛋黃1個份量、豌豆少許、青海苔少許、米酒2大匙、自然醋1又½大匙、自然鹽2／3小匙、紅花油2大匙。

①胡蘿蔔切碎，用油炒。
②然後放入豆腐渣、蛋黃，在同一鍋中炒過，充分調拌後，調味。
③加入煮好的豌豆，撒上青海苔。

胡蘿蔔蛋糕

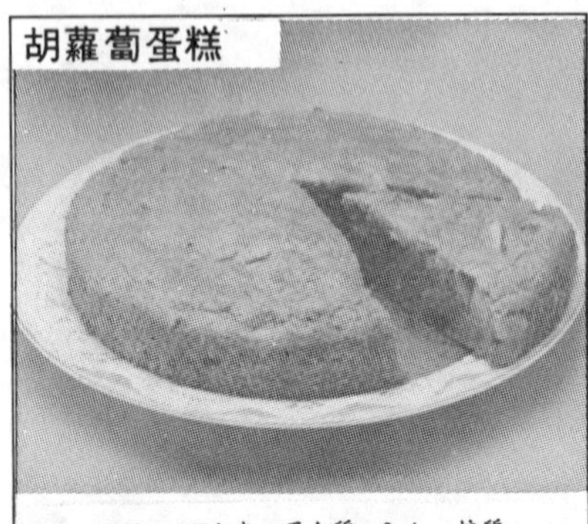

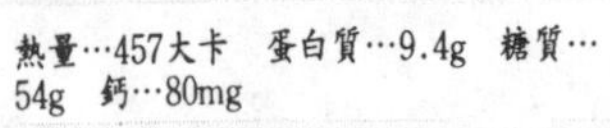

熱量…457大卡　蛋白質…9.4g　糖質…54g　鈣…80mg

中華粽子

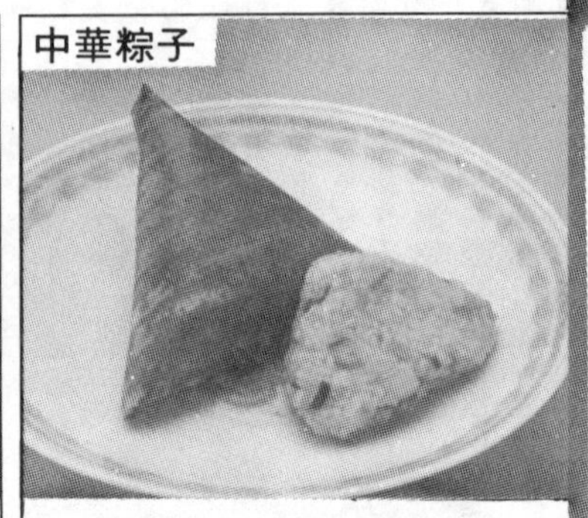

熱量…445大卡　蛋白質…10.2g　糖質…910g　鈣…29mg　維他命A…612IU

蕎麥餅

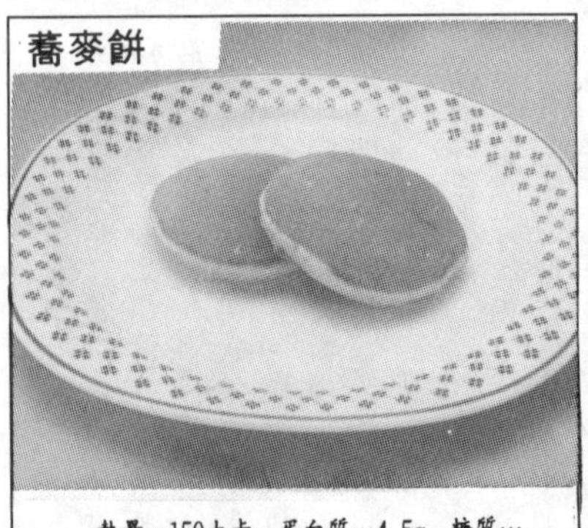

熱量…150大卡　蛋白質…4.5g　糖質…42.5g　鈣…55mg

南瓜派

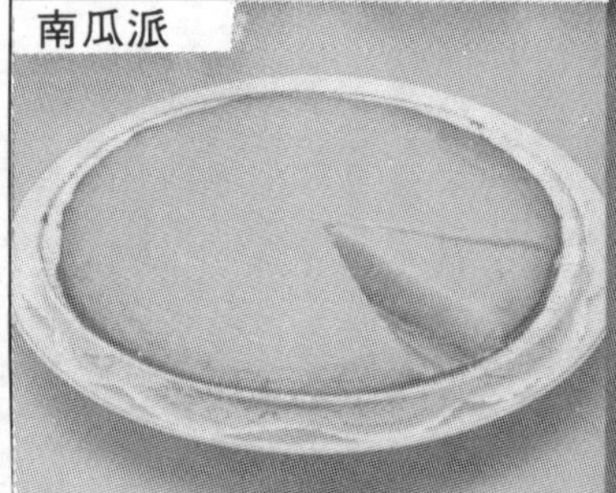

熱量…270大卡　蛋白質…7.6g　糖質…22g　鈣…77mg　維他命A…273IU

餅乾（2塊份）

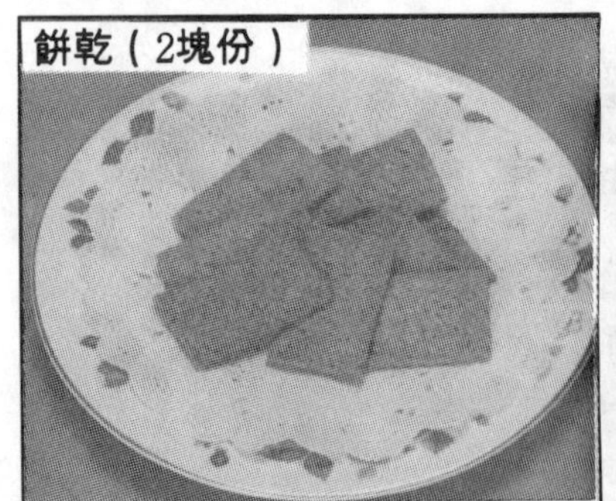

熱量…55大卡　蛋白質…1.3g　糖質…11.2g

胚芽奶油餅

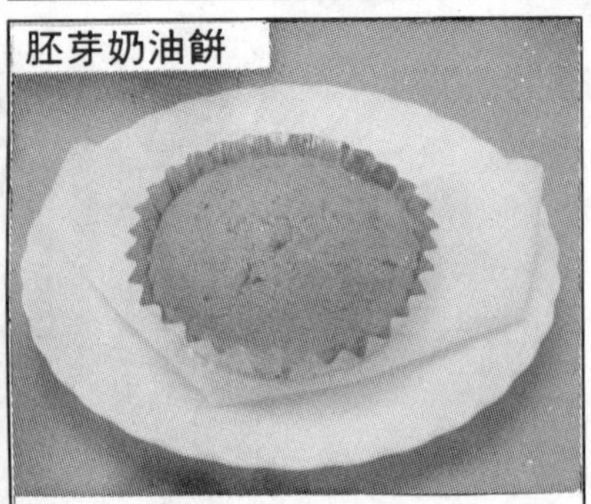

熱量…206大卡　蛋白質…4g　糖質…27.2g

核桃糕（1個份量）

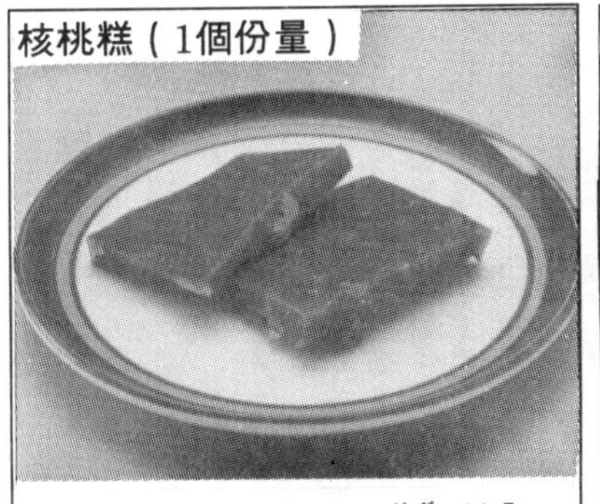

熱量…83大卡　蛋白質…1.3g　糖質…14.7g
鈣…7mg

咖啡糕（1個份量）

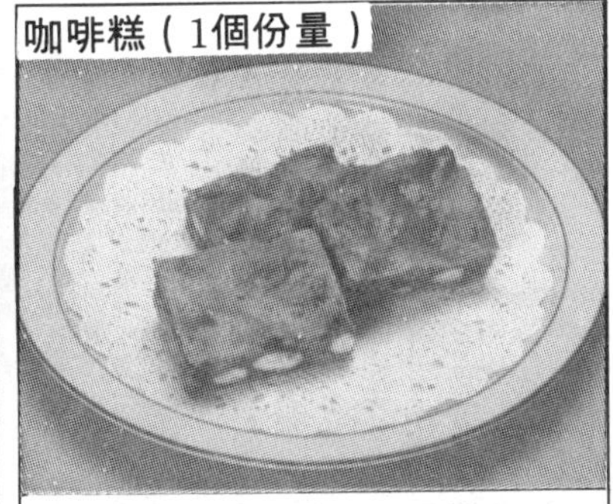

熱量…281大卡　蛋白質…91.3g　糖質…125g
鈣…96mg

南瓜包

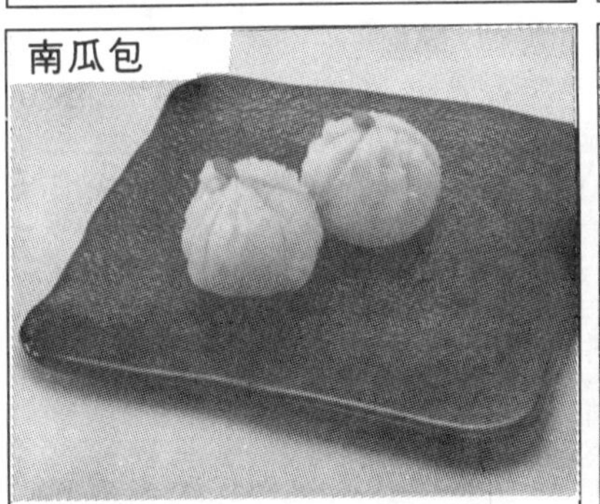

熱量…162大卡　蛋白質…2.8g　糖質…35g
維他命A…212IU　維他命C…10mg

小倉糕（1個份量）

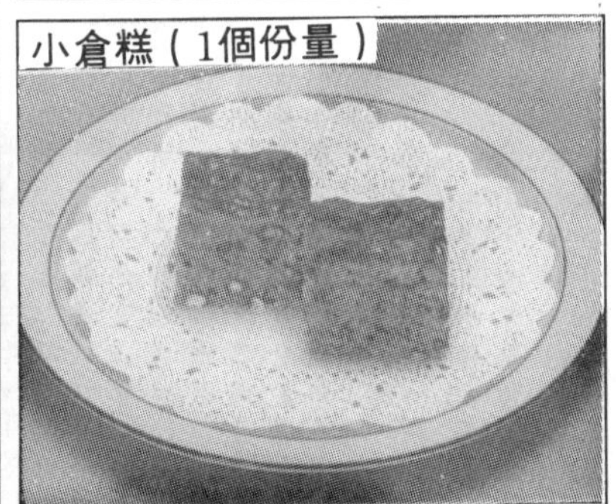

熱量…53大卡　蛋白質…3.9g　糖質…18.9g
鈣…41mg

酸乳酪糕（1個份量）

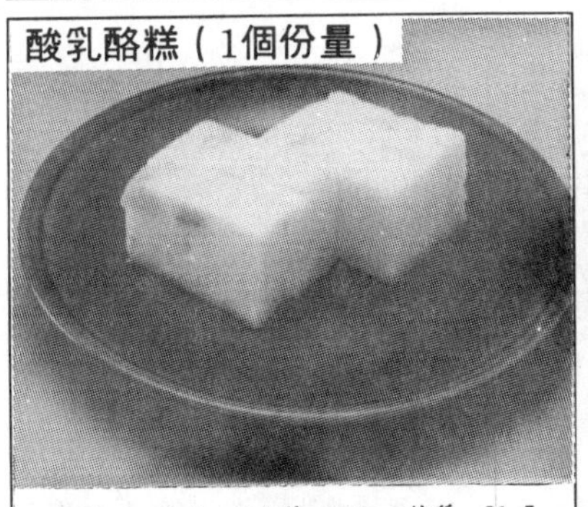

熱量…118大卡　蛋白質…1.5g　糖質…31.5g
維他命C…53mg

南瓜羊羹

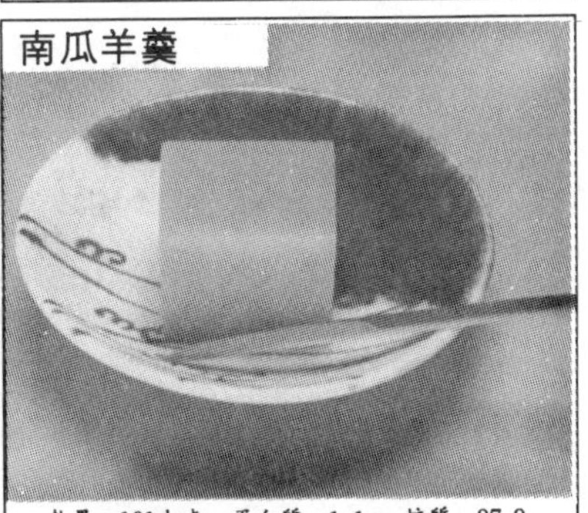

熱量…101大卡　蛋白質…1.1g　糖質…27.3g
鈣…27mg　維他命A…255IU　維他命B_1…0.05mg　維他命C…12mg

⊙中華粽子

∧材料∨　8個份

糙米糯米4杯、乾香菇3朵、胡蘿蔔小½根、牛蒡中½根、蓮藕10cm、根杏10粒、松子20g、蝦米20g。

①將浸泡還原的蝦米與蔬菜略切。

②用1大匙油炒蔬菜，加入1杯高湯，3大匙醬油、3大匙米酒一起煮，留下少許的煮汁。

③煮好的糯米與蔬菜調拌在一起，用粽葉包住，蒸熟。

④用170度的烤箱烤35分鐘。

⊙胡蘿蔔蛋糕

∧材料∨　圓形模型大1個份量

胡蘿蔔（擦碎）1杯、蛋3個、黑砂糖⅘本杯、植物油½杯、完全粉2杯、小麥胚芽⅓杯、自然鹽1小匙、葡萄乾½杯、蘋果1個、核桃⅓杯。

①胡蘿蔔擦碎。

②蛋黃中加入黑砂糖，充分攪拌。

③胡蘿蔔、植物油、鹽、水果、完全粉加入充分打起泡的蛋白中，攪拌後，倒入模型中。

⊙南瓜派

∧材料∨　10人份

皮（完全粉1又½、胚芽粉⅓杯、植物油⅓杯、自然鹽½小匙、水1大匙）、南瓜（碾碎的）3個强、豆奶1杯、蜂蜜½杯、蛋3個、月桂1～2小匙、自然鹽½小匙。

①皮的材料全部充分攪拌後，鋪在烤盤上，用手攤平。

②蒸好的南瓜搗碎後，將全部材料一起調拌，直到完全溶解爲止，倒入①的烤盤中，用烤爐烤40分鐘。

⊙蕎麥餅

∧材料∨　10人份

蛋白3個、蕎麥粉、完全粉各½杯、豆奶⅓杯、芝麻1大匙、自然鹽1小匙、蜂蜜2大匙、核桃2大匙、植物油適量。

①蛋白充分打起泡。

②蕎麥粉、完全粉、鹽、芝麻、核桃、豆奶、蜂蜜調拌在一起，加入蛋白，繼續攪拌。

③煎鍋加熱之後，將②的材料1大匙1大匙地倒入，兩面煎。

⊙胚芽奶油餅

∧材料∨　10人份

全粒粉150g、黑砂糖120g、小麥胚芽1又½大匙、豆奶3大匙、蛋3個、植物性人造奶油或紅花油100g

①蛋白充分打起泡。

②黑砂糖與蛋黃充分攪拌，加入人造奶油，與①調拌。

③全粒粉、小麥胚芽粉、豆奶加入②中攪拌，倒入模型中，用170度的烤箱烤12分鐘。

⊙餅乾

∧材料∨　20片份

全粒粉1又½杯、糙米粉½杯、植物油⅓杯、水⅓杯、自然鹽1½小匙。

①材料全部充分調拌，攤平後，切成長方形。

②放入烤爐中烤10～12分鐘。

⊙咖啡糕

∧材料∨　天板1塊（約12個）

完全粉1又½杯、咖啡⅓杯、黑砂

糖1杯弱、蛋2個、植物油或人造奶油4大匙、果實⅓杯、煮金時豆1杯（金時豆300g、黑砂糖1杯、自然鹽1小匙）。

①金時豆煮成甜味。

②黑砂糖與人造奶油充分攪拌，加入蛋，再繼續攪拌。

③完全粉、咖啡、果實（杏仁、核桃等）、與金時豆、蛋白充分攪拌，在天板上塗油，倒入材料，用170度的烤箱烤15～20分鐘。

⊙核桃糕

＜材料＞　模型大1個份

黑砂糖1杯的8分滿、溫水1杯約7分滿、天然釀造醬油⅔大匙、核桃15粒、糙米粉5大匙、白玉粉3大匙、完全粉7大匙。

①黑砂糖、醬油、溫水、糙米粉、白玉粉、完全粉攪拌在一起，用火煮過。

②3分鐘以後，倒入核桃，攪拌後，倒入模型中。

③再蒸30分鐘。

⊙小倉糕

＜材料＞　模型大1個份

完全粉、糙米粉各1杯約8分滿、紅豆餡1杯、大和芋小½個、蛋3個、黑砂糖1杯

①準備好紅豆餡。

②磨碎大和芋，加入黑砂糖、蛋黃、紅豆餡一起調拌。

③將完全粉與充分打起的蛋白放入②中，迅速攪拌。

④倒入模型中，蒸30分鐘。

⊙南瓜包

＜材料＞　6人份

白玉粉1杯、糙米粉1杯、水1杯、自然鹽少許、搗碎的南瓜1杯、蜂蜜4大匙、鹽½小匙。

①南瓜蒸過之後搗碎，加入蜂蜜、鹽，用火煮到濃稠狀。

②加入糙米粉、白玉粉，再加入水，調拌成如耳垂般的軟度，再捏成2cm左右的丸子，用沸水煮。

③煮好的丸子包南瓜餡。

⊙南瓜羊羹

＜材料＞　6～8人份

南瓜¼個、蜂蜜5大匙、涼粉1條、自然鹽少許。

①南瓜煮過後搗碎，擱置一旁。

②涼粉煮溶化，加入搗碎的南瓜與蜂蜜略煮。

③倒入模型中，變硬後，切成適當的大小。

⊙酸乳酪糕

＜材料＞　中型模型1個

酸乳酪1杯、涼粉、水各2杯、草莓5個、橘子½個、蘋果¼個、奇異果1個、蜂蜜8大匙、檸檬汁½個。

①涼粉用水煮溶，稍微冷卻後，加入水果、酸乳酪、蜂蜜。

②倒入模型中，使其冷卻變硬。

甜藷（1個份）

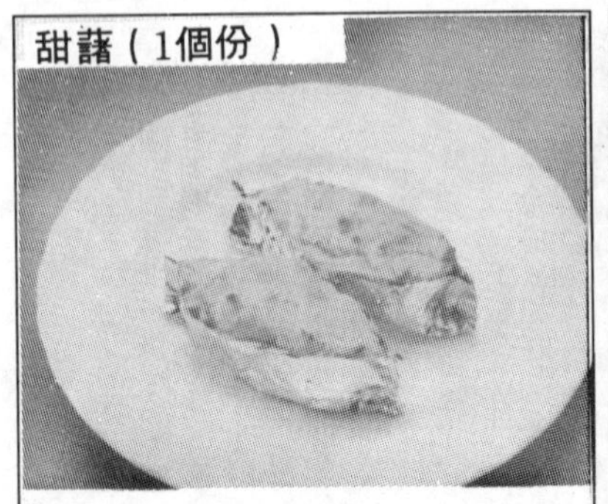

熱量…197大卡　蛋白質…1.9g　糖質…70.1g
鈣…66mg　維他命C…23mg

白豆甘藷包（1個份）

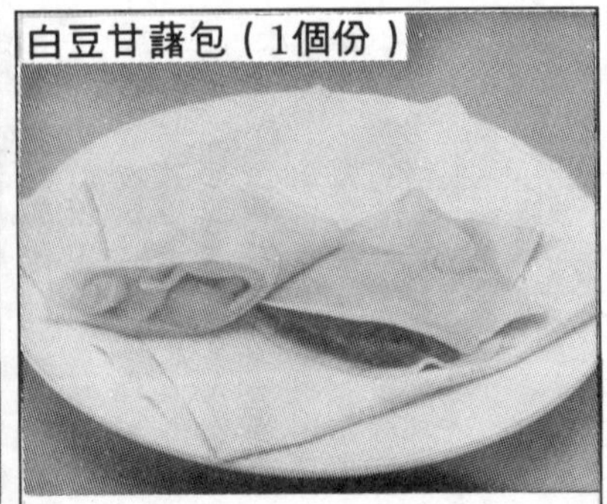

熱量…289大卡　蛋白質…29g　糖質…25g
維他命C…15mg

雙色丸子

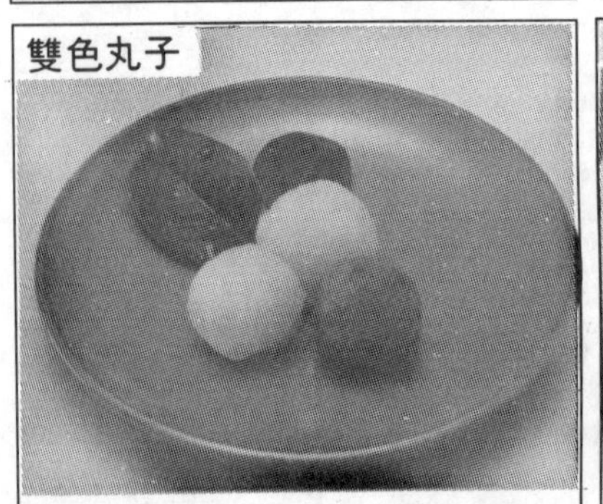

熱量…288大卡　蛋白質…8.4g　糖質…60.5g
維他命A…170IU

胡蘿蔔凍

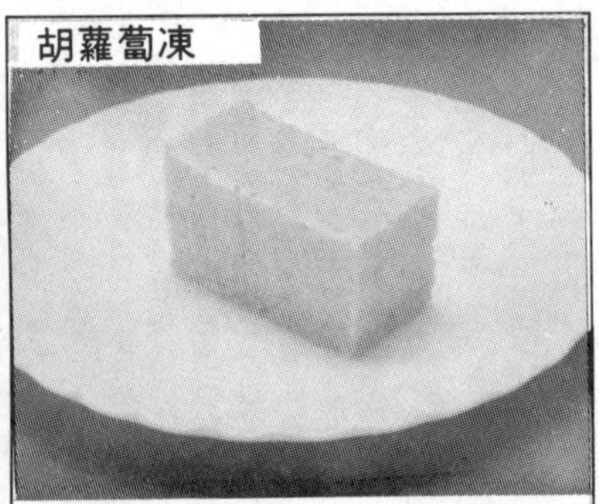

熱量…84大卡　蛋白質…2.6g　糖質…15.5g
鈣…23mg　維他命A…490IU

南瓜布丁

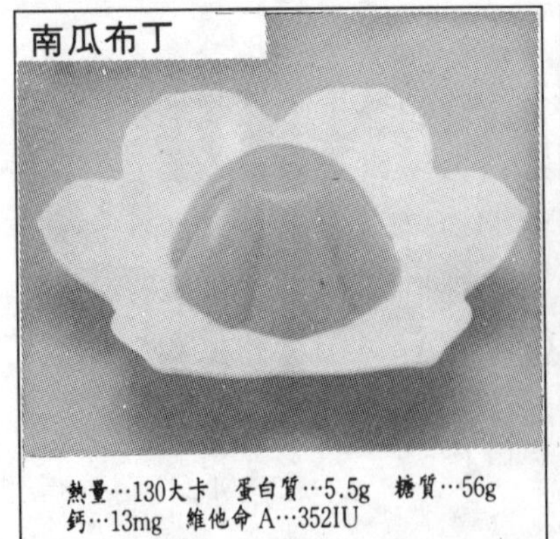

熱量…130大卡　蛋白質…5.5g　糖質…56g
鈣…13mg　維他命A…352IU

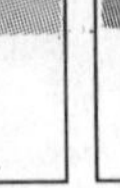

甘藷糰（1個份）

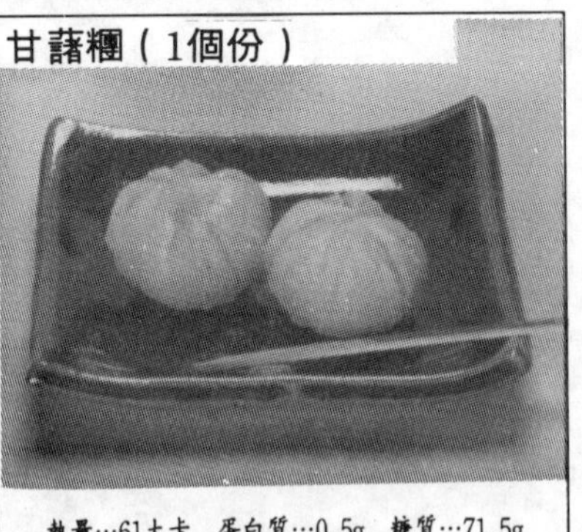

熱量…61大卡　蛋白質…0.5g　糖質…71.5g
鈣…45mg　維他命C…450mg

黃豆飴

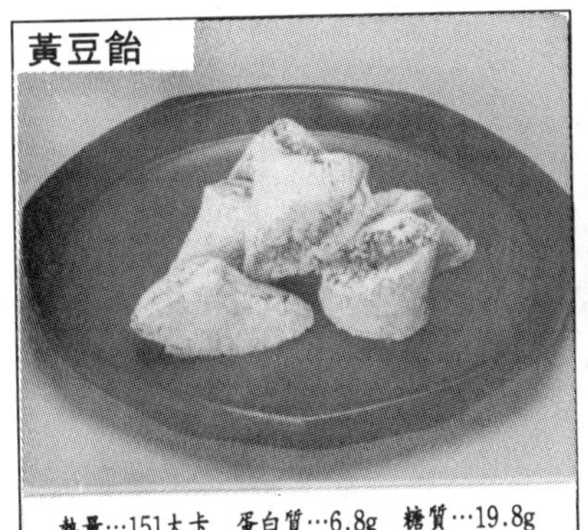

熱量…151大卡　蛋白質…6.8g　糖質…19.8g
維他命 B_1…0.14g

芝麻油糕（1個份）

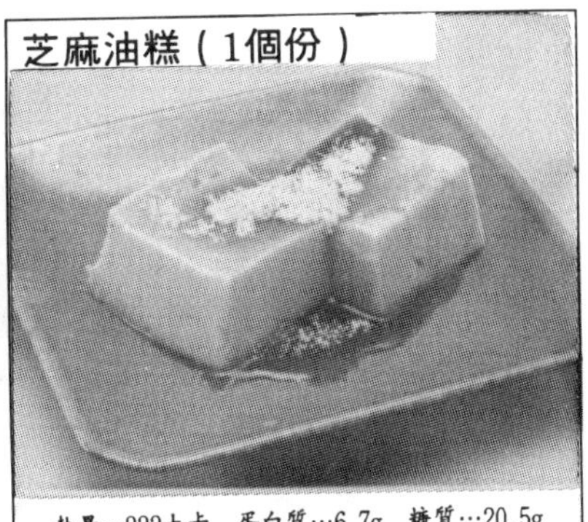

熱量…222大卡　蛋白質…6.7g　糖質…20.5g
鈣…1440mg

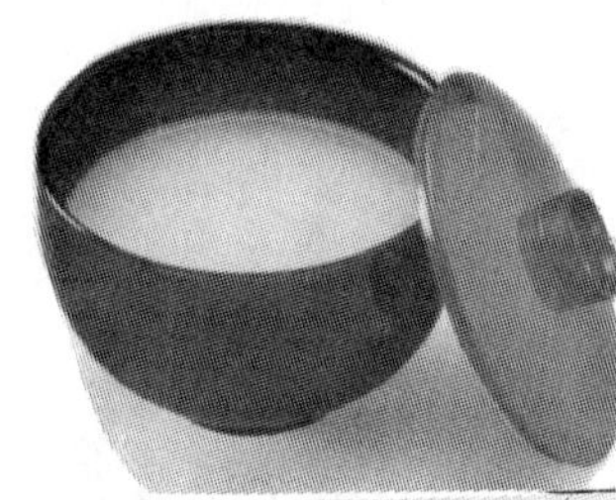

芝麻糊
熱量…110大卡
蛋白質…3.6g
糖質…12.6g
鈣…840mg
維他命 A…12IU
維他命 C…2mg

健康飲料

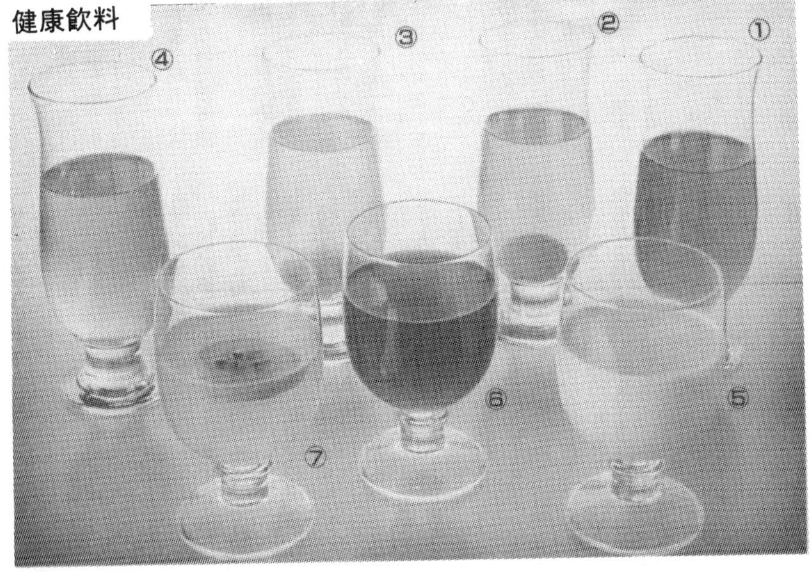

⊙**白豆甘藷包**

∧材料∨ 10人份

白豆½袋、甘藷大1個、蘋果1個、蜂蜜4大匙、皮（完全粉100g、蛋2個、紅花油1小匙、豆奶¼杯。

①皮的材料充分調拌，擱置20分鐘左右。

②白豆、甘藷、蘋果用2杯水煮，加入蜂蜜，調成甘味，做成餡。

③煎鍋中倒入油，攤開皮。

④用皮包住餡。

⊙**甜藷**

∧材料∨ 8人份

甘藷2個、蜂蜜6大匙、植物性人造奶油3大匙、豆奶4大匙、自然鹽½小匙、蛋黃2個、銀杏15粒。

①蒸過的甘藷去皮，搗碎，加入蜂蜜、人造奶油、豆奶、蛋黃及分成4份的銀杏，充分調拌。

②模型中塗上油，倒入①，表面塗上蛋黃。

③放入170度的烤箱中烤35分鐘。

⊙**胡蘿蔔凍**

∧材料∨ 8人份

涼粉1條、水⅘杯、蛋黃、蛋白各2個、胡蘿蔔1條、蜂蜜6大匙、豆奶1杯、自然鹽少許

①鍋中放入蛋黃與豆奶調拌，加入水、蜂蜜、鹽，倒入煮溶的涼液。

②另外再加入蜂蜜、鹽，將胡蘿蔔煮軟後搗碎，擱置一旁，使其冷卻。

③將打起泡的蛋白迅速與①、②攪拌，倒入模型中，使其冷卻、變硬。

⊙**雙色丸子**

∧材料∨20人份

白玉粉1杯、糙米粉1杯、水1杯強、南瓜¼個、蜂蜜½杯、自然鹽1小匙、小紅豆1包、黑砂糖1又½杯。

①粉與水調拌，做成丸子，放入沸水中煮。

②丸子中包入南瓜餡，小紅豆餡。

⊙**甘藷糰**

∧材料∨10人份

甘藷大2個、蜂蜜5大匙、梔子仁2個、自然鹽⅓小匙、粟子約10個

①甘藷去皮，切成圓片。

②甘藷加入水，放入梔子仁與鹽，煮到破爛爲止。

③再加入蜂蜜，用木杓子調拌。

④布捲上放上甘藷，包住煮過去皮的粟子，捏成甘藷糰。

⊙**南瓜布丁**

∧材料∨4～6人份

南瓜¼個、蜂蜜5大匙、自然鹽少許、水2杯、太白粉½杯。

①南瓜蒸過後搗碎。

②太白粉、南瓜、蜂蜜、鹽、水充分調拌，用火煮到透明爲止，使其變得黏稠。

③倒入模型中，使其變硬。

⊙芝麻奶油糕

＜材料＞10人份

太白粉1杯、芝麻奶油（白）½杯、水4杯、黑蜜（黑砂糖200g、水半杯）、小麥胚芽粉、黃豆粉各適量。

①太白粉、水、芝麻奶油用火煮15分鐘，使其黏稠，倒入模型中。

②切成適當的大小，撒上加入黑蜜和小麥胚芽粉的黃豆粉。

⊙黃豆飴

＜材料＞20人份

黃豆粉100g、黑芝麻20g、黑砂糖100g、水4大匙。

①黑芝麻與水充分調拌，煮開後，加入黃豆粉與芝麻一起攪拌。

②趁熱時，捏成棒狀，切成小塊。

⊙芝麻糊

＜材料＞4人份

白芝麻⅔杯、水4杯、黑砂糖⅓杯、蜂蜜3～4大匙、勾芡水（太白粉2大匙、水4大匙）、自然鹽½小匙。

①芝麻充分磨碎。

②放入熱水中煮，加入黑砂糖、蜂蜜、鹽調味。

③放在火上煮，倒入太白粉水勾芡。

＊芝麻奶油中也可以加入滾水，隨自己的喜好加入甜味。

⊙健康飲料

①紅紫蘇汁

②梅汁

③金橘汁

④葡萄汁

⑤豆奶

⑥虎耳草汁

⑦花梨汁

註：料理由「你與健康料理教室」提供

3 高明調理營養的寶庫

*勿捨棄皮、根、芯

在製作料理時，洋蔥的皮、根，以及包心菜的芯，妳會如何處理呢?相信大多數的人都捨棄不用。通常，這些會被捨棄的部分，是較硬、較難調理、較不易入口的部分，但是，事實上這些部分卻是隱藏著現代人所喪失成分的營養寶庫。這也是自然所孕育的生命之尊貴，因不了解其尊貴，而將其丟棄。

昆布熬湯後的渣、裙帶菜的芯、三葉菜的根、蘿蔔、蕪菁、胡蘿蔔的葉、香菇蒂等，都富含鈣質與礦物質。如果高明地調理，眞的是美味可口的料理，而且，也能夠減少垃圾的量，是一石二鳥之法。手製食品的偉大，也能夠於此而顯現出來。

機械所製造出來大量生產的加工食品，捨棄了這些自然所給予的大恩惠，反而給予對自體而言不必要的添加物，當然，這些食品無法使身體獲得健康。健康並不是一天就能夠造成的，而是經由每日的飲食生活累積而來的。

＊高湯殘渣與裙帶芯佃煮

熬過高湯後的昆布殘渣與裙帶菜芯切碎，再加入小魚乾熬的高湯一起煮，就會成爲美味的佃煮。可利用較濃的醬油調味，以小火慢煮到汁收乾爲止即可。由於是含有豐富鈣質與酵素的佃煮，因此，可當成零食或小菜，抑或做爲便當菜加以利用。

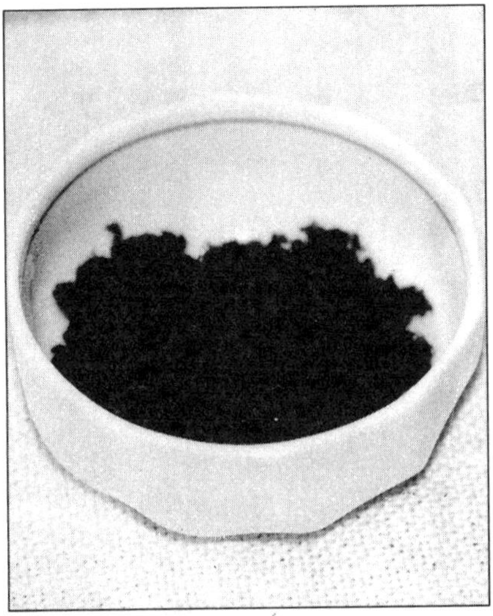

高湯渣佃煮

＊利用根或芯製作中華湯

洋蔥或日本蔥的根、包心菜的芯或葉等較硬的部分，含有豐富的礦物質，是棄之可惜的部分。利用這些部分，可做出如下美味可口的中華湯。

(1)洋蔥、日本蔥的根、香菇蒂、包心菜的芯或葉等較硬的部分，充分洗淨後切碎。

(2)洋蔥、胡蘿蔔切碎，用油充分拌炒。

(3)炒到呈茶褐色後，再加入(1)切碎的材料，並充分拌炒。

(4)加入用昆布或柴魚熬成的高湯一起煮，最後加入醬油、鹽調味。

(5)湯中打一個蛋花，再盛入湯碗中，撒上芹菜屑。

將原本要丟棄的部分加以利用，即可做出美味可口的中華湯了。如果再加入一朵切碎的香菇，就更能添加美味了。不僅是中華湯，亦可用以製做美味的味噌湯。

＊牛蒡、蘿蔔、胡蘿蔔的全部亦可利用

根菜類的尾部，指的是深埋於地中，隱含著強烈生命力的部分，含豐富的維他命、鈣質、其他的礦物質、酵素，以及由土中的細菌所培養的成分，是吸收最多重要養分的部分，故不該任意捨棄。在製作金平牛蒡的時候，要洗淨牛蒡尾，切成細絲。蘿蔔和胡蘿蔔的處理方式亦同。

炒菜或作湯時，將這些部分切碎後放入，能夠提高食物的美味。僅僅將這些食物的尾部加以收集、切碎，作成高湯，也能產生很好的風味。利用牛蒡或蘿蔔做什錦湯，也能產生很好的效果。三葉菜的根，可作成金平式的美味菜餚。

＊蘿蔔、胡蘿蔔、蕪菁葉的調理法

在冬天時節，菠菜、小松菜的價格較爲昂貴，這時，如果發著牢騷去購買昂貴的菠菜，一邊又捨棄了蘿蔔葉，那眞是令人嗤之以鼻的事情。

蘿蔔、胡蘿蔔或蕪菁葉，所含的營養，不亞於菠菜或小松菜。這些菜含有豐富的鈣質、維他命A。維他命A的含量多於菠菜，鈣質的含量也不亞於大豆，甚至還含有豐富的鐵、維他命B[1]、B[2]、C，可是，一般人卻棄之不用，實在是可惜。

一旦維他命A不足，老鼠的個性會變得異常的粗暴，這是根據實驗而得到的証明。人類的情形亦同，一旦缺乏維他命A，脾氣會變得暴躁。現代的人焦躁、易怒，社會條件又非常的嚴苛，也許就是因爲很多不吃蔬菜，喪失了如此重要的維他命A源之故吧！綠色象徵和平，在營養方面，綠色的蔬果，也同樣是和平的象徵。

胡蘿蔔葉沾麵衣用油炸，會是一道美味的油炸食品。如果是柔軟的嫩葉，則煮過後，再用芝麻涼拌；若是較大、稍硬的葉子，則切碎炒過或做成佃煮，都是很好的料理。

切碎的蘿蔔葉用油炒，再以醬油調味，撒上芝麻粉，淋在熱飯上食用，其美味將會令你讚歎不已。蕪菁葉亦可採同樣方式來炒，或與芹菜、包心菜一起炒，吃起來十分爽口。如果再利用芝麻來涼拌，則更能夠攝取到豐富的鈣質與維他命B[1]。有時，亦可利用花生來涼拌，可做多樣化的利用。

*不自然的化學之火——微波爐

前一陣子，有人問我這樣的問題——

「最近看電視，某位學者說微波爐是劇烈的火，較不會破壞維他命A，請問，事實眞相到底爲何呢？」

相信有很多人都和這位人士一樣，雖然覺得微波爐方便，卻又不敢任意地使用。在料理教室上課時，我也會問大家這個問題，結果有如下的回答。

「微波爐會破壞分子，可能會造成氧的不足，最好還是不要使用。」

「微波爐的熱，會使食物變成酸性，還是少用爲妙。」

這是多數人的意見。

「這是其他人的意見或研究，相信很多人也都明白這個道理。這確實是簡單明確的問答。也就是說，以後我們終究會回歸自然，你們認爲回歸自然的做法爲何呢？」

「……？」

「那麼，請你們再想想，什麼是自然之火呢？以往人類於烹飪時所使用的火，以何者最爲自然呢？」

這時，終於出現「薪與碳」的回答。

昔日的人爲了洗個使肌膚柔軟的熱水澡，或爲了煮頓美味的飯給病人吃，會使用稻草燃燒的火。利用稻草火所熱出來的洗澡水，不會給予肌膚緊繃感，會覺得異常的清爽，讓人從體內感到溫暖。

放入枇杷葉、蘿蔔葉、柚子、藥草時，亦即在洗澡水中加入很多自然的成分，使得水質變得更加地柔軟，更能夠溫柔地滲入細胞深處。現在想要用稻草來熱洗澡水，恐怕是一種奢侈的夢想吧！最近，開始流行利用碳火來煮飯，這的確能夠做出美味的飯來。用化學燃料所煮出來的菜飯，當然難以入口，像微波爐做出來的菜，雖然省時、方便，但味道不佳。

爲求方便，卻離自然愈來愈遠了，忘記了應該多多動手、多多用心的生活。

現在，沒有能夠堆積稻草或薪碳的場所，想要回歸從前，恐怕過於勉強了。不過，我想如果利用瓦斯或電氣的火來燒飯，可能還比較接近自然吧！如果認爲微波爐較不會破壞維他命A而廣爲利用，那麼這種做法未免早了一步。像維他命A等養分，只要過著自然的生活，即可較易攝取到。

微波爐的火會急遽地破壞分子，因此，能快速煮熟食物。但是，這畢竟是不自然的方法。當要使破壞的分子還原而加諸自然的壓力時，就必須要攝取大量的氧。此外，要使不自然恢復自然時，爲了中和氧化，不僅需要氧，還得消耗大量的礦物質，如此一來，會更加地遠離健康了。

生於自然中，吃自然的食物，不能一味地想要追逐快樂，應該要充分活用手腳來生活，才能夠攝取到充滿於自然中的營養。光是考慮到眼前的方便，而擁有不健康的收穫，這是不正當的做法。

4 孩子的點心

*點心是小飲食

某位年輕的母親說：「聽說砂糖並不好，以往因爲無知，而大量地給予孩子砂糖，做母親的我，實在愧對孩子。是否完全不要給予孩子砂糖呢？」

對於好動、大量消耗熱量的孩子而言，一日三餐是不夠的，還是需要一些點心。在激烈消耗熱量時，即使攝取砂糖，也不會對身體有害。最不好的是，終日待在家裡，不從事任何的運動，一味地攝取甜食與飲料。

白砂糖會很快地成爲熱量，雖然能暫時地消除疲勞，抑制空腹感，但爲了自己的熱量化，體內的鈣質或維他命會被白砂糖所吸收，很快地就被消化，造成鈣質與維他命B不足。其結果，會使血液變成酸性，細胞喪失活力。

血液污濁時，運送氧的力量也會減弱，全身感覺疲勞，頭腦運作遲頓，身體變得慵懶不堪。另外，神經也會變得焦躁、易怒、愛哭。

此外，空腹時，攝取過剩的甜食會引起糖反射，使胃液的分泌停頓，喪失食欲，到了下一餐時，變得毫無胃口，因爲缺乏食欲，而變得偏食。

加入白砂糖的甜食或果汁等，的確有損身體的健康。某個人認爲砂糖完全不宜攝取，爲了身體的健康，因此使用糙米、黑芝麻、牛蒡、羊栖菜，拚命地攝取這類黑色食物，強制孩子食用。結果，孩子變得整日鬱鬱寡歡，封閉自己的心靈。所以，身爲父母的人，也不可過於神經質地加以限制，不給予孩子能夠滿足其食欲的東西，會造成孩子的欲求不滿。

孩子在父母體貼的心意中，才得以開朗地成長。光是拚命地壓迫孩子，是無法培育出活潑、強壯的孩子。不論是給予點心或小的飲食，盡量利用黑砂糖或蜂蜜來製造甜味，或是利用乾果、甘藷、胚芽或未精白穀類、果實等材料，親手製作美味的點心給他們吃。

但是，要控制其量，不可影響到下一餐的食欲。將點心置於盤子中，讓其規規矩矩地坐在那兒吃。

＊市售點心與自製點心的營養比較

並不是說每次都一定要吃自製的點心，偶爾也可以買市售的點心，不過，這時要選擇接近自然的點心，並且控制攝取量。

以下是市售的點與自製點心（糙米草餅、鄉下年糕、小豆湯）的營養比較表，供各位做

市售點心與自製點心的營養比較

品名	個數	熱量（kcal）	蛋白質（g）	脂肪（g）	鈣質（mg）	鐵（mg）	維他命A（IU）	維他命 B_1（mg）	維他命 B_2（mg）	維他命C（mg）
大福餅	1個（50g）	112	2.6	0.05	9	0.6	–	–	0.1	–
銅鑼燒	1個（50g）	125	2.7	0.3	8	0.7	–	0.01	0.01	–
糯米豆餡餅	1個（50g）	140	3.8	–	7	0.8	–	0.01	0.01	–
羊羹	1個（50g）	145	1.7	–	6	0.6	–	0.02	0.02	–
糯米糖點心	1個（30g）	100	1.0	0.1	2	0.7	–	–	–	–
長型蛋糕	1個（30g）	130	2.7	1.4	14	0.4	2	0.02	0.01	–
花式蛋糕	1個（50g）	184	2.2	7.3	12	0.7	–	0.01	0.01	–
甜甜圈	小2個	209	6.0	11.2	21	0.4	–	0.02	0.02	–
蘋果派	1個	140	1.6	3.3	12	0.7	–	0.01	0.01	–
奶油泡芙	小1個	117	2.2	4.3	（38）	0.6	–	–	0.01	–
糙米草餅（加入砂糖）	中1個	138	5.1	1.0	33	3.4	900	0.14	00.8	8 }自製
鄉下年糕小豆湯（加入蜂蜜、糙米粉）	1碗	145	6.0	0.7	33	4	4	0.14	0.09	- }自製

點心包括酸、鹼、維他命、礦物質等，內容各有不同。
這些市售的點心營養並不均衡。以自製的糙米草餅與鄉下年糕小豆湯相比時，會發現有很大的差距。沒有維他命C，因此最好是再加上1個橘子或果汁。

爲參考。

相信各位看完表之後，即可了解到蛋白質、鈣質、鐵、維他命等重要的營養成分，有很大的差距。

遇有一些未於表中記載的，就是深受孩子們歡迎的洋芋片點心。當成原料的馬鈴薯，含有豐富的維他命C，因其並不是用砂糖來製做，故不會很甜，母親們也往往因此而讓孩子毫無節制地吃。

但是，洋芋片只是徒具洋芋之名而已，與眞正的馬鈴薯不同，其中利用很多的食品添加物，在加工的過程中，維他命C遭到破壞，相反的，脂肪成分增加了四十倍。

當然，炸油本身也是問題。而且，鹽味頗強（並非自然鹽），故並不適合做爲孩子們的點心。一邊吃著洋芋片，一邊打著電動玩具，這是極端不良的生活。

不僅是甜點，像黑麥麵包做的三明治、小飯糰、加入蔬菜的點心等，可做多種的變化，讓孩子喜歡食用。此外，藉著美麗的器皿，也能夠吸引孩子的注意力。

其次，介紹一些並未收錄於前面中的自製點心之作法。盡量使用自然材料爲孩子們製作健康美味的點心。

自製健康點心的作法

◉白色奶油派

＜材料＞　8人份（蛋糕模型大）

〔派皮〕完全粉1杯、五分搗米粉1杯、紅花油⅓杯、水¼杯、自然鹽⅔小匙。

〔派的內容〕豆腐1塊、酸乳酪1杯、豆奶½杯、蜂蜜1杯的8分滿、檸檬½個、涼粉1條、水1杯。

＜作法＞

①將派皮的材料全部合在一起，充分攪拌呈黏稠狀，倒入模型中，用180度的烤爐烤15分鐘。

②涼粉撕碎，浸泡於水中。

③豆腐搗碎，加入酸乳酪、豆奶、蜂蜜，充分調拌。

④將涼粉煮溶，稍微冷卻後，放入③，充分調拌，加入檸檬汁，倒入派皮中，使其冷卻凝固。

◉煎藷餅

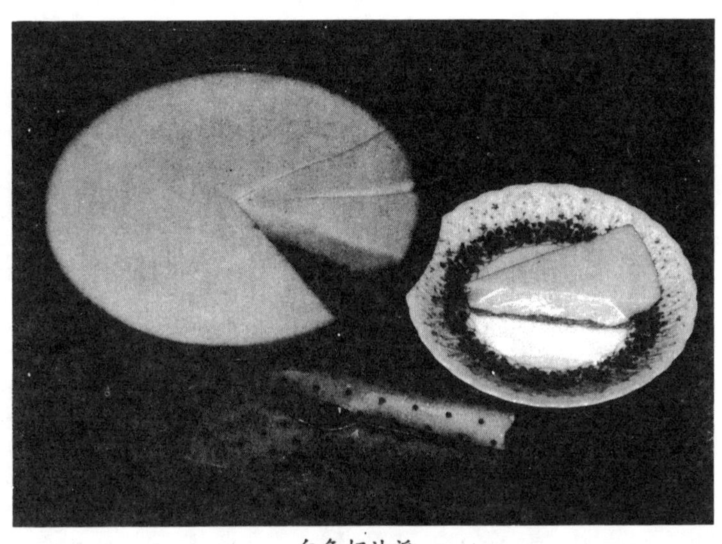
白色奶油派

＜材料＞　24個份
甘藷2條、蕎麥粉⅔杯、豆奶少許、核桃⅓杯、黑砂糖⅓杯、芝麻⅓杯。
＜作法＞
①甘藷蒸過、煮熟，搗碎。
②蕎麥粉與甘藷揉捏在一起，豆奶、黑砂糖與切碎的核桃、芝麻一併放入。
③作成扁圓狀，用煎鍋兩面煎，趁熱食用，十分美味，亦可使用蜂蜜來取代黑砂糖。依個人喜好，酌量增減甜味。

◉蜂蜜煮金橘

＜材料＞　泡果子酒的中型瓶子1個
金橘500g、蜂蜜200～300g、梅肉精1大匙。
＜作法＞

①金橘充分洗淨，用牙籤戳4～5下。
②鍋中放入金橘與水，高度需完全浸泡到金橘。用中火煮軟後，再加入適量的蜂蜜，用小火再煮10分鐘，加入梅肉精。
作好蜂蜜煮金橘之後，可治療咳嗽與喉痛。

◉豆腐渣蛋糕

＜材料＞　8人份（蛋糕模型大）
豆腐渣300g、黑砂糖150g、蛋4個、植物油3大匙、果實（櫰如果、椰子等）4大匙。
＜作法＞
①蛋黃與蛋白分開，蛋黃中加入少許黑砂糖充分調拌。
②蛋白打起泡，加入①與豆腐渣，用油迅速調拌。
③模型中塗上油倒入②，用烤爐30分鐘。烤好後撒上果實碎屑。

◉蜂蜜漬水果

＜材料＞　4～5人份
水果與蜂蜜。只要是具有酸味的水果即可。（草莓、蘋果、李子、茱萸、柑橘、夏橙等）

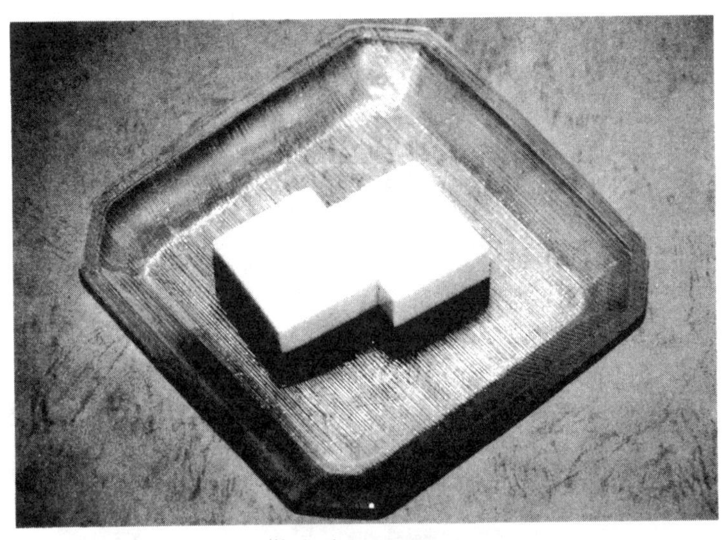

梅肉精豆乳雙色羹

<作法>

①草莓……洗淨、去蒂。

蘋果……剖成四半，切成薄片。

李、杏等……依大小的不同，各自分爲二～四等分。

柑橘……取出果肉。

②準備好水果後，倒入蜂蜜到蓋住全部的水果爲止，亦可加入液體酵素一大匙，再將容器密閉。水果的水分混合蜂蜜，就會成爲美味的果汁。放在水箱內，稀釋五～六倍再飲用。可以保存三天。剩餘的水果可直接吃，或用來做爲果醬。

◉梅肉精豆奶雙色羹

<材料>　8人份（模型大）

Ⓐ梅肉精羹

涼粉一條、黑砂糖½杯、梅肉精1小匙、水2杯、自然鹽少許。

Ⓑ豆奶羹

涼粉1條、水1.5杯、蜂蜜3大匙、自然鹽少許。

∧作法∨

Ⓐ梅肉精羹

①涼粉用水浸泡30分鐘以上。

②黑砂糖用分量中½杯的水煮溶，再加入梅肉精。

③涼粉與剩下的水一起用火煮，再放入②，用小火繼續煮。

④用水將模型打濕後，倒入③，擱置一旁使其冷卻。

Ⓑ豆奶羹

①涼粉用水浸泡還原，用小火煮溶。

②豆奶中放入蜂蜜，用小火溫熱後，再加入①，煮到充分溶解後，離火，稍微擱置片刻，使其冷卻。

③Ⓐ變硬之後，再緩緩地倒入Ⓑ液，使其冷卻凝固。

◉巧克力羊羹

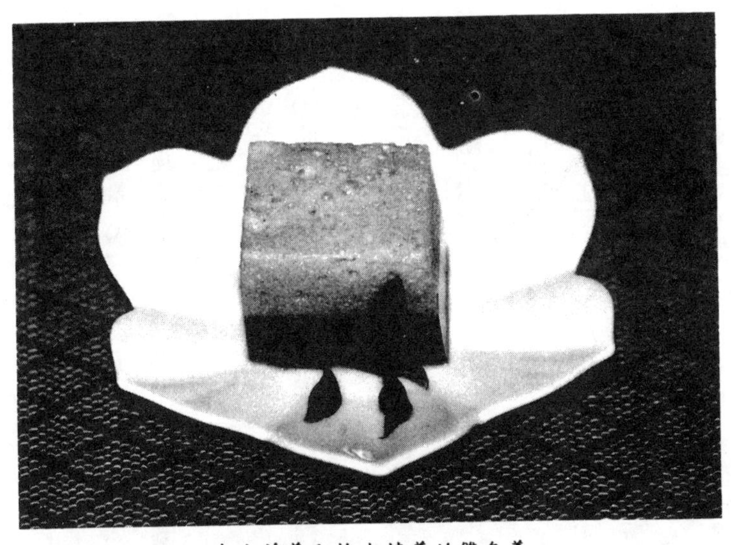

巧克力羊羹和梅肉精羹的雙色羹

＜材料＞　10人份（模型大）

涼粉1條、蛋白2個份、水2杯、黑砂糖1杯、自然鹽½小匙、梅肉精⅓小匙

＜作法＞

①充分洗淨涼粉，浸泡於水中。

②涼粉煮溶，加入黑砂糖粉及梅肉精一起煮。

③涼粉離火，將打起泡的蛋白趁熱倒入涼粉液中，以打蛋器充分調拌。

④倒入模型中，使其冷卻凝固。

這是黑砂糖做的羊羹，但如果對孩子說這是巧克力羊羹，一定會深受孩子們喜愛的。

◉馬鈴薯球

＜材料＞　12人份

馬鈴薯200g、南瓜150g、太白粉100g、蜂蜜1.5大匙、沸水70cc、紅花油½小匙、自然鹽⅓小匙、太白粉少許。

〈作法〉

①馬鈴薯去皮，南瓜去皮，各自蒸熟，搗碎。

②大碗中放入蜂蜜、鹽、太白粉，倒入沸水，迅速調拌，放入馬鈴薯、油，充分調拌後，捏成12個皮。

③留下少許南瓜做爲裝飾用，其他的以梅醋調味，捏成2cm左右的圓餡。

④將②所分成的12個的皮，用手掌攤平，包住③的餡，全部撒以太白粉，用小火慢慢地炸。

⑤炸好後，鋪上剩下的搗碎的南瓜做爲裝飾。

◉捉迷藏蛋糕

〈材料〉　21cm圓模型1個

番茄中1個、洋蔥中1個、胡蘿蔔中1條、紅花油50cc、豆奶¼杯、蛋2個、蜂蜜3大匙、全粒粉1杯、完全粉1杯、核桃少許。

〈作法〉

①番茄、洋蔥、胡蘿蔔蒸30～40分鐘。

②冷卻後的蔬菜、蛋、豆奶、紅花油、蜂蜜一起放入果汁機中攪拌。
③放入篩過的全粒粉，充分調拌，倒入塗過油的模型中。
④用180度的烤爐烤30～40分鐘。
⑤烤好後，於蛋糕上撒上核桃碎屑做為裝飾。
這是不愛吃蔬菜的孩子的好點心。

・檸檬凍

＜材料＞　8人份
涼粉1條、檸檬汁3大匙、梅子酒1.5大匙、蜂蜜5大匙、水1.5杯、奇異果½個。
＜作法＞
①涼粉浸泡於水中。
②檸檬汁、梅酒、蜂蜜調拌在一起。
③奇異果去皮，切成薄圓片，布丁模型用水打濕，放於底部。
④擰乾涼粉，放入鍋中，加入適量的水煮溶。
⑤在略微冷卻的液體中放入②，充分調拌，注入放入的奇異果的布丁模型中，使其冷卻凝固。

第二章

活用於餐桌上食物的溫柔營養學

1 身體必要的營養

為了要健康地活著，人體內需要具備五種營養素。包括糖質（亦稱碳水化合物）、脂肪、蛋白質、礦物質（無機質）、維他命五種。我們必須了解那些食品中含有哪種營養素，藉此求取均衡的飲食。

＊碳水化合物（糖質）

◆碳水化合物含量較多的食品

○穀類（米、麥、麵包、麵類、麵粉、玉蜀黍等）。
○芋類（甘藷、馬鈴薯等）。
○糖類（白砂糖、黑砂糖、三溫糖、蜂蜜等）。

碳水化合物容易消化，攝取後，能夠有效地成為身體熱量的來源，進行體溫的調節。但是，過剩攝取會成為脂肪，貯存於肌肉或肝臟中；更惡化者會成為內臟脂肪，造成凸腹的肥胖體型。

攝取碳水化合物容易導致肥胖，因此有的人不吃早餐、麵包，只以副食來取代主食，或是大量地攝取生菜沙拉因而致病。的確，不攝取澱粉質，也許體重會減輕，但如此一來，細胞會喪失活力，無法充分進行體溫的調節，形成怕冷的體質。

碳水化合物並不是無用之物，生長在濕氣較重的地區，這更是不可或缺的營養素。不過，應該要攝取良質的碳水化合物。像精白的白米、精製的白砂糖，就如同是去除了重要營養素的垃圾一般，吃得愈多，爲害愈大。

良質的碳水化合物，含有豐富的維他命、礦物質成分，消化、吸收良好，促進血液循環，能夠給予身體活力。以糙米、黑麥爲原料所做成的黑麵包，或是用蕎麥粉及其加工品，以及紅豆、黑色的壓麥等做成的食物，才是良質的糖類來源。

此外，碳水化合物並不只是熱量的來源，配合必要時，也能夠將脂肪變爲蛋白質。國人以五穀（米、麥、稗、栗、稷）爲主食，尤其必須選擇良質的食品。這些食物可做多樣性的變化，是對身體有所助益的重要食物。即使不知道營養學，但是，生存於自然中的祖先之智慧，實在是非常的偉大。

例如，病人常常吃撒上芝麻的糙米飯。大量攝取主食，減少副食的攝取，能使體調變佳，創造體力，同時，也能夠迅速地恢復健康。

低血壓、畏寒症或胃下垂型的人，攝取良質的澱粉質，能夠促使血液循環良好，使身體溫熱，細胞功能活絡。此外，這一類的糖質，不會污染血液，促進排便順暢，藉此能夠將老舊的廢物與毒素迅速地排出體外。

當然，儘管是良質的碳水化合物，亦不可攝取過量，飲食要求八分飽，以少食爲要，這才是明智的吃法。

*脂　肪

◆脂肪含量較多的食品

○動物性脂肪（奶油、豬油、牛油、魚油、鯨油等）。

○植物油脂肪（大豆油、麻油、菜籽油、米糠油、紅花油等）。

○脂肪和糖質一樣，都是身體熱量的來源，能夠維持身體表面的溫度，防止身體受到寒暑的侵襲。不過，碳水化合物的熱量比較迅速，較快燃燒，而脂肪具有持續力，會慢慢地燃燒。

在動物性脂肪中，經常使用的奶油，營養價較高。不過，因爲會使血液呈酸性，因此，不建議各位使用。其他的動物性脂肪，也會使體內的老舊廢物積存，容易引起發炎症狀與血管硬化，加速老化的來臨。因此，最好使用植物性脂肪，較能獲得健康。

植物性脂肪消化良好，能夠沖除老舊廢物，使細胞或血管柔軟。像麻油、大豆油、菜籽油、紅花油等，尤其能提高維他命A、K、D、E與荷爾蒙的作用。體弱者吃糙米、芝麻等，能減少油的攝取，並攝取到均衡的營食，獲得健康。

市售的植物性油，例如沙拉油等，在製造過程中，採用多種化學處理，而且加入了防止氧化劑等的添加物，故不算是好東西。最好選擇不含添加物，由自然原料所炸出的油。

脂肪一旦不足，會喪失保持體溫的熱與活力，形成無氣力的畏寒症體質，肌膚乾燥。若要擁有柔軟的美肌，則要攝取適量脂肪。一日必要的脂肪量，大人爲二十五～三十公克。不過，如果當成油來攝取的話，糙米、芝麻、大豆中含量較多，最好整體吃，較能均衡地攝取。

相反的，攝取油炸食品，會造成脂肪的過量攝取，導致肥胖，這當然也是造成心臟病、高血壓、消化不良、發育不良的原因。

最近的年輕人，較喜歡吃油炸食品，對蔬菜類的料理敬而遠之。但是，以炸蔬菜爲例，可使用油量較少的油炸食品，一日吃兩個左右，這是攝食的標準。

＊蛋白質

◆蛋白質含量較多的食品

・動物性蛋白質（肉類、魚、貝類、蛋、牛奶、乳製品等）。

・植物性蛋白質(大豆、豆腐、納豆、豆奶、黃豆粉等各種大豆製品、花生、芝麻、小豆、麩、麩素肉、核桃、松子、其他的果實等)。

蛋白質能夠製造肌肉、血液、肉臟、皮膚、指甲,是構成身體的原動力。此外,與碳水化合物、脂肪一樣,都具有保持體溫與體力的作用,能夠促進身體的成長。

一旦缺乏蛋白質,容易疲勞,對於疾病的抵抗力,也會減弱。以小孩爲例,可能會發育較遲,甚至停止。有可能會引起貧血,皮膚或頭髮的色澤不良,女性可能會出現月經異常的現象,乳汁的分泌也會不暢。

攝取過剩的蛋白質,可能會形成脂肪的型態,積存於體內,造成肥胖的原因。此外,也會引起血壓上升,於動脈製造血栓。另外,肝臟必須不斷地對於蛋白質分解產物(氨基酸)進行解毒排泄的作用,會造成功能降低,引起肝臟障礙。

在脂肪方面,植物性脂肪較動物性脂肪爲佳,蛋白質的情形也是一樣。肉食是吃被屠殺的動物,這些動物的體內仍然積存老舊廢物,藉著尿酸、尿素、焦性葡萄酸、肉毒胺等酸,使血液呈酸性。人類的健康狀態,在血液保持弱鹼性時爲最佳,故對健康而言,肉食並不好。

在這一點上,植物性的大豆蛋白質爲鹼性,不會污濁血液,而且也包含身體所需的必須氨基酸,故比起肉或蛋類而言,含有更多的良質蛋白質。

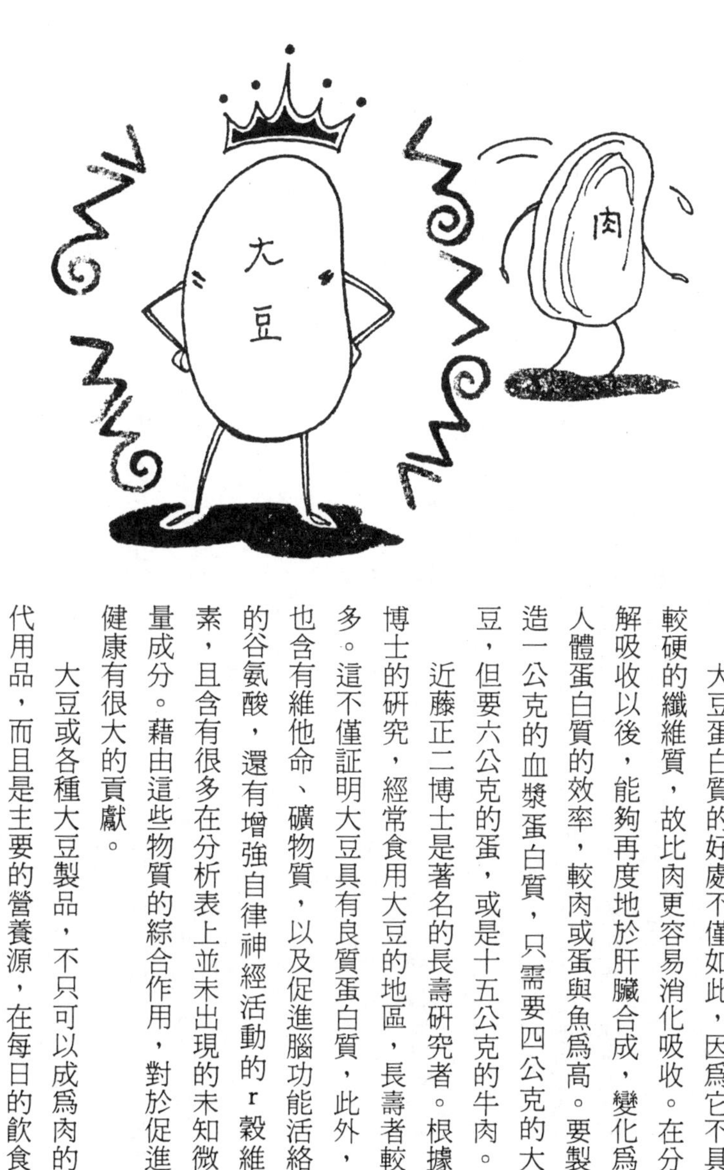

大豆蛋白質的好處不僅如此，因爲它不具較硬的纖維質，故比肉更容易消化吸收。在分解吸收以後，能夠再度地於肝臟合成，變化爲人體蛋白質的效率，較肉或蛋與魚爲高。要製造一公克的血漿蛋白質，只需要四公克的大豆，但要六公克的蛋，或是十五公克的牛肉。

近藤正二博士是著名的長壽研究者。根據博士的研究，經常食用大豆的地區，長壽者較多。這不僅証明大豆具有良質蛋白質，此外，也含有維他命、礦物質，以及促進腦功能活絡的谷氨酸，還有增強自律神經活動的r穀維素，且含有很多在分析表上並未出現的未知微量成分。藉由這些物質的綜合作用，對於促進健康有很大的貢獻。

大豆或各種大豆製品，不只可以成爲肉的代用品，而且是主要的營養源，在每日的飲食生活中，佔有重要的地位。

＊礦物質（無機質）

鈣、磷、鐵、鉀、鈉、銅、碘、硫黃、錳、鈷、鎂、氯、鋅，總稱爲礦物質（無機質）。礦物質是製造骨骼與牙齒必要的物質，而且也具有保持血液或體液呈中性的作用，同時，具有控制神經的作用。

■鈣質

◆鈣質含量較多的食品

・芝麻、小魚、大豆製品、海藻、綠色蔬菜或野草、脫脂奶粉、牛奶、乳酪等。

鈣質爲骨骼與牙齒的主要成分，包含在血液或身體的組織內。能使體液維持中性，增強心臟的作用，亦可鞏固血液，給予白血球活力，增強對抗細菌的抵抗力。同時，具有抑制神經興奮的作用，一旦鈣不足，就會引起焦躁、易怒。

與鈣質同樣屬於無機質的磷，一旦攝取過多，就會妨礙鈣的吸收。此外，胡亂使用化學藥品或酸性食品，尤其是白砂糖的過量攝取，會喪失好不容易吸收到的鈣質。爲了幫助鈣質的吸收，應該要多攝取柑橘類或梅乾中所含的檸檬酸，或是野草類的筆頭菜中所含的硅酸。

當他人要你多加思考時，如果你會生氣或具有強烈憎恨他人的情緒，就表示你體內的鈣質已經流失了。因此可知，鈣質具有維持情緒穩定的重要作用。

鈣質的不足，對於細胞或骨骼、牙齒會造成重大的影響。使軟骨層變薄，只要遭遇輕度的撞擊，就會導致骨折，或是出現蛀牙的情形，並且會造成腦的發育不足與視力減退。

血液中的紅血球減少時，會引起貧血症狀，也會使白血球的噬菌能力減低，對於疾病的抵抗力減弱。

一旦生殖器的發育受阻，可能會造成不孕、早產，或流產等現象。

一般人認爲對身體而言如此重要的鈣質，多半含於牛奶之中。

但事實上，鈣質含量最豐富的食品是羊栖菜、裙帶菜、昆布等海藻類，以及黑芝麻、葉菜類。這些食物一百公克中，含鈣量爲一千一百～一千四百毫克。而牛奶一百公克中，只含有一百毫克的鈣質。

海藻或黑芝麻，堪稱是鈣質的寶庫。必須每天攝取海藻、黑芝麻與深綠色蔬菜，如此才不會引起鈣的不足。

磷

磷含於肉、魚、蛋、穀類等食品之中，只要攝取一般的飲食，並不用擔心磷的不足。但如果攝取過量，反而會造成酸性體質。磷和鈣質都是構成骨骼與牙齒的成分。同時，與蛋白質、脂肪一樣，都存在於腦、神經與肌肉之中。

■鐵

◆鐵含量較多的食品

・羊栖菜、芝麻、裙帶菜、菜豆、昆布、紫蘇葉、青海苔、黃綠色蔬菜、黑豆、大豆、牛蒡等。

鐵和銅一樣，製造血液中的血紅蛋白。血紅蛋白對於氧的運送，具有重要的功能。因此，和鈣質一樣，要經常使用深綠色蔬菜、海藻類、芝麻、豆類。

■鉀

◆鉀含量較多的食品

・馬鈴薯、水果類、小黃瓜、番茄、茄子、其他的瓜類、砂糖類、甘藷、芋頭等。

鉀是有助於骨骼與細胞功能的成分。但是，攝取過量的鉀，會使細胞喪失活力，無法發揮作用，身體倦怠、沈重，動作遲頓。這是因爲鈉與鈣被驅逐之故。因此，會變得愛吃甜食與水果。不過，吃得過多，會導致畏寒症、胃下垂、不孕症、月經不順等各種健康障礙。很多小孩或女性，往往是因爲鉀的過量攝取，而導致體調不良。

■鈉

鹽分或動物性的魚或肉之中，含有較多的鈉，是調和細胞、體液、血液的重要成分。有人說，沒有鹽即無法生存，由此可知它有多麼的重要了。但是，攝取過多，會造成細胞硬化，無法發揮作用。

像心臟病、肝病、癌症、腦中風及一些慢性難治的疾病，幾乎都是由於攝取過量的肉食或鹽分，亦即鈉的過度攝取所致。前述的鉀，具有趕走鈉，加以調整的作用。不過，攝取過多的鈉時，可利用水果或瓜類等鉀含量較多的食物加以中和，調整體調。

另外，亦可使用青汁，但只有過量攝取鹽分或肉食的人，才能利用青汁來進行中和。它能夠軟化硬塊的細胞，創造活力，迅速調整體調。

相反的，鉀攝取過剩的人，如果攝取青汁或生菜汁，反而會造成負面的效果。因此可知，不同的礦物質，對於細胞的作用也各不相同。

因遺傳的體質或飲食習慣之不同，每個人都各自擁有不同的體質。要適切地考量自己的飲食生活，藉此調整自己的體調，這才是改變體質的關鍵。

只要配合季節，盡量選用自然食品，就能夠均衡地攝取營養了。

＊維他命

維他命不像碳水化合物、脂肪、蛋白質那般爲身體的熱量來源，也不是構成身體的要素，但是能提昇這些作用，使得體調良好，是不可或缺的物質。

維他命的種類繁多，其中一些是人工合成的維他命，但仍然比不上含有未知成分的天然食品中之維他命。這就如同人造花與鮮花的差距一般，雖然外表的型態類似，卻是完全不同的東西。各位千萬不可忘記人工的化學品與自然食品的差距。

一旦維他命不足時，與其依賴維他命劑，還不如選用天然的食品，其中所含的維他命，才能夠使你得到健康。

■維他命A

◆維他命A含量較多的食品

・深色蔬菜（紫蘇葉、胡蘿蔔、蘿蔔、蕪菁等葉、菠菜、小松菜、茼蒿、韭菜、芹菜等）、胡蘿蔔、南瓜、青椒、蛋黃、奶油、鰻魚等。

維他命A是脂肪消化吸收的必要維他命，一旦維他命A不足，皮膚會乾燥，容易引起夜盲症，內臟的功能減弱，缺乏抵抗力。和油一起烹調，能夠提高吸收效率，只要用植物油炒深色蔬菜、胡蘿蔔、南瓜、青椒等，就能夠充分攝取到維他命A。與其攝取油炸食品，倒不如採用這樣的吃法，較能獲得健康。

■維他命B_1

◆維命命B_1含量較多的食品

・糙米、紅豆、黑麵包、黑芝麻、小麥胚芽、大豆、菜豆、深色蔬菜類、羊栖菜、裙帶菜、蛋黃、肝臟。

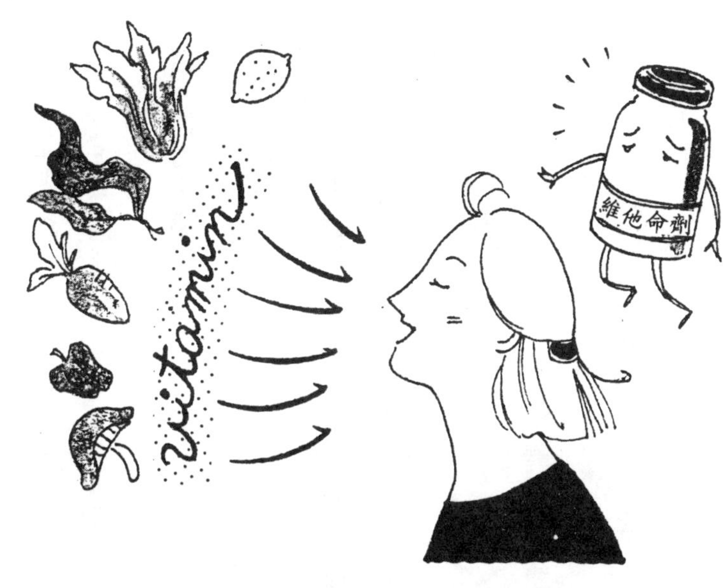

維命命B1是有助於碳水化合物的消化吸收的重要維他命。一旦B1不足，就會食欲不振，身體倦怠，容易疲勞，而且會出現便秘、失眠症、浮腫、腳氣等症狀。此外，不僅是碳水化合物，也會使蛋白質或脂肪的吸收不良。

過量的攝取白米、白砂糖、白麵包，會引起B1的不足，因此，最好以糙米、黑麵包、黑芝麻等黑色食物取而代之。

■維他命B2

◆維他命B2含量較多的食品

・糙米、黑麵包、大豆、紅豆、芝麻、羊栖菜、海苔、胡蘿蔔或蘿蔔等的葉、芹葉、花生等。

維他命B2是促進成長不可或缺的維他命。一旦B2不足，發育會停止，食欲不振，胃腸功能減退，口角會出現口角炎或舌炎等，這都是維他命B_2不足所致。

維他命B_2與B_1一樣，是以白米爲主食的國人較易缺乏的維他命。不過，和B_1一樣，在共通的食品中含量較多，所以，多加攝取糙米、豆類、芝麻、海藻、深色蔬菜，就能夠補充兩種維他命。

■其他的維他命B

其他的維他命B，還包括B_6、B_{12}等，這些物質會於健康的腸內自然形式，故不必特別從食物中攝取。

將未精白穀類、芝麻、海藻、根菜及梅乾、醃黃蘿蔔、味噌、納豆等發酵食品互相搭配食用，就能夠充分攝取到維他命A、維他命B_1、B_2了。

■維他命C

◆維他命C含量較多的食品

・芹菜、青椒、胡蘿蔔葉、蕪菁或蘿蔔葉、小松葉、紫蘇葉、三葉菜、豆芽菜、檸檬或柑橘、草莓、柿子、甘藷等。

一提到維他命C，會讓人連想到檸檬。不過，事實上，深綠色的蔬菜，含有更豐富的維他命C。

維他命C有助於蛋白質的消化吸收，使得酵素活動旺盛。一旦維他命C不足，牙齒、骨骼、血管會脆弱，出現皮下出血或牙齦出血，嚴重時，甚至會引起壞血病。

維他命C對於熱的抵抗力較弱，因此，要迅速地調理新鮮蔬菜，儘早食用。食物長時間置於冰箱內，或長時間烹調，會大量流失維他命C。

或許你會認為生吃水果較好。但是，水果中的鈣含量較少，過食，會使得組織細胞的功能遲頓，身體變寒。因此，水果不能夠取代蔬菜的。

如果認為可以利用大量的水果來取代蔬菜，那麼，這種想法也未免太天眞了。維他命類的主要來源是深綠色蔬菜、根菜或水果。

用牛奶餵哺的嬰兒，需要補充維他命C。因為牛奶或奶粉中不含維他命C，若不給予，會使小孩的抵抗力減弱，發育較遲。甘藷、馬鈴薯等芋類的維他命C，對於熱的抵抗力較強，可以多加利用。

綠茶中雖含有豐富的維他命C，卻為刺激物，對於嬰兒或幼兒而言，並不適合。此外，最近的茶，多半受到農藥所污染，且添加了著色料或香料，故要選擇良質的茶。像無農藥的粗茶等，最適合小孩或病人使用。

■維他命D

◆維他命D含量較多的食品

・小魚乾、香菇、蘿蔔乾等利用太陽曬乾的食物，以及芝麻、核桃、海藻、柴魚、小魚等。

維他命D能夠促進鈣質與磷的作用，使牙齒與骨骼的發育良好。不過，儘管攝取再多的鈣質，一旦維他命D不足，也會使得骨骼或牙齒脆弱。嚴重時，甚至會罹患佝僂病。除了在食品中含有之外，也可以藉由日曬而在體內自然製造。因此，成長期的幼兒、孩童，要盡量讓他們做戶外活動。

最近，一些乾燥物或乾香菇等，並非用太陽曬成的，而是利用電氣加以乾燥的製品，故當然不含有維他命D。購買後，最好自己再將它們日曬一次，提高維他命D的含量。

■其他的維他命

維他命中，還包括有恢復青春的維他命之稱的E，以及和血液凝固有關的K、強化血管的P等，這些維他命，包含於糙米、胚芽、芝麻、海藻、蔬菜、海草中。因此，攝取以蔬菜、海藻、穀類爲主的均衡飲食，就能夠彌補這些維他命的不足。

另外，最近，維他命B_{17}被視爲是癌症的特效藥，逐漸嶄露頭角。在枇杷葉、梅、杏的種子中，含有豐富的維他命B_{17}。不僅是癌症，也有助於各種難症的治療。因此，利用枇杷葉等各種療法而得救的例子，也不勝枚舉。

*熱　量

我們所說的必要熱量，依年齡、生活活動強度、體格等的不同，而有所差異。現在，你知道自己應該要攝取多少熱量嗎？

這裡爲各位介紹一般營養學的說法。以女性爲例，在十二～十四歲的中學時期，所需的熱量最多，需要二三〇〇大卡，其次是二十幾歲，需要二〇〇〇大卡，四十幾歲，爲一九〇〇大卡，六十幾歲，爲一七〇〇大卡。

男性的場合，在中學時期需要二二〇〇～二五〇〇大卡，十六～十八歲高中生，需要最多的熱量，爲二七〇〇大卡，到二十幾歲時，爲二五〇〇大卡，四十幾歲爲二三〇〇大卡，六十幾歲，爲二〇〇〇大卡，逐漸地減少。

這只是維持中等程度活動的人之基準量，當然有個人差。所謂中等程度的活動強度，以工作而言，即是販賣業、服務業或製造加工的輕作業等。家庭內，則是一般的家事，還有照顧嬰幼兒或自營業等。

每天輕鬆的家事或購物，辦公室的工作或手工作業者，可以再減少二〇〇～二五〇大卡。如果是從事農作業、漁業、建設業等過於劇烈勞動的工作或運動的人，可以再多增加四〇〇～四五〇大卡。

此外，即使是相同的年代，生活活動強度也會因體格的不同，而有不同的所需熱量。例如，身高有十公分差距的人，大約會差二〇〇大卡的熱量。以三十幾歲的女性爲例，包括育兒等中等程度的家事在內的人，身高一五五公分時，則需要一九〇〇大卡的熱量，如果是一六五公分，則需要二一〇〇大卡的熱量。

隨著年齡的增加，熱量必要量會減少，這在前面已有敘述。到了四十幾歲時，與需要最多熱量的時期相比，則要減少四〇〇大卡的必要量。四〇〇大卡相當於兩碗飯的熱量。

如果不配合年齡，漸漸減少熱量的攝取，就會引起中年肥胖，也會因肥胖，而引發各種成人病。所以，必須要控制熱量的攝取。不過，這只是營養學所規定的基準量而已。我這三十年來，有時候一日一餐，通常是一日吃兩餐，而不吃零食，比基本的熱量攝取量更少，但仍然充滿元氣地站在工作崗位上。

*鹽　分

在正確的飲食上，另一個不容忽視的重點，即是鹽分。國人有攝取過多鹽分的傾向。關於過量攝取鹽分的害處，最近，終於爲一般人所了解了。

其中最爲人所熟知的，就是它是造成高血壓的原因，而且，也是造成胃癌的一大要素。鹽分具有溶解保護胃壁的胃黏液之力量，攝取過剩會造成胃壁乾燥，容易引起胃癌。

像許多的調味料或加工食品，或多或少都含有鹽分，因此，要加以控制，是不易辦到的。

爲了健康，最好一日攝取十公克以下。如果食用一碗速食麵，就已經攝取了五公克的鹽分。如果吃一人份的壽司，其中約含三～三·五公克的鹽分，如果沾醬油（一小匙爲一公克的鹽）來吃，就已經攝取十公克左右的鹽分。

然而，如果食物中不加鹽，就會食之無味。因此，要控制量的攝取，巧妙地使用鹽分。像醋、檸檬、柚子、蘋果醋等，不含鹽分，卻能夠使得食物吃起來美味，故是絕佳的調味料。

・湯汁（味噌湯、清湯、湯類）中可多放一些菜碼，減少湯汁的量。

・製作煮物時，在盛盤前加入調味料即可。

・吃麵食，盡可能留下湯汁。

這是一般營養學的說法。的確，如果下這些工夫，能夠減少多量鹽分的攝取。在外食的菜單或加工食品中，有時還是有很多味道較重的食品，會攝取到過多的鹽分。就這一點而言，外食仍然比不上自製的食品。

*自然鹽與一般市售鹽

不過，以數量來看，光是在鹽分上減鹽，也未必能夠得到健康。如果這些鹽是在工廠製造出來的化學鹽，則爲礦物質含量較少的鹽。因此，可到自然食品店購買自然鹽。

化學鹽是礦物質比例崩潰的氯化鈉，會喪失控制細胞功能的活力，這是與生命休戚相關

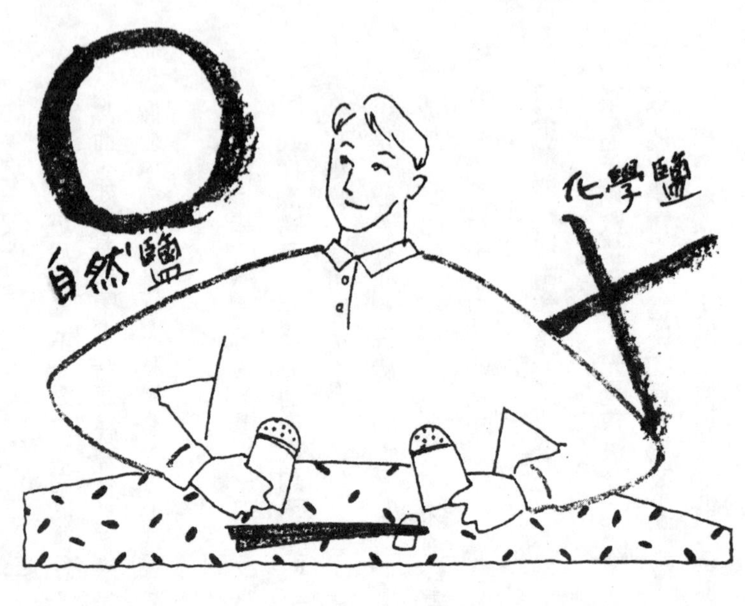

的大問題。故不要使用一般的市售鹽，要使用自然鹽。

一般的減鹽，根本忽略這個重要的問題，反而捨本逐末。減鹽過量，會使細胞的活力喪失，身體無法發揮作用，導致疾病的產生。所以，包括胃癌在內，各種疾病皆可能因鹽的組成不同所造成的。

例如，砂糖攝取過多，水果或瓜類吃得太多，攝取過量的鉀，則細胞會因爲滲透壓的關係，導致鈉被趕走，造成鹽分不足。這麼一來，會造成細胞鬆弛，無法發揮作用，全身變得沈重倦怠。而從事這種飲食生活的人，如果繼續減鹽，則可能會喪失腰力，無法動彈。

相反的，肉食較多者，鈉攝取過量，鹽分攝取過多，同樣的，也會造成細胞硬化。這些人食用含鉀較多的水果、瓜類、番茄、茄子等，或喝大量的青汁、生菜汁等，藉著鉀趕走了鈉。但是，只趕走了枝葉，卻忘記要逐出根。

像最近爆發性增加的特應性皮膚炎或氣喘等，都是過量攝取蛋糕類、果汁、加入食品添加物的加工食品，造成鹽分缺乏所致。這些疾病，藉著自然鹽補充鹽分，就能改善症狀。

由此事實，即可了解到，不是說只要減少鹽分攝取就夠了。一切都必須藉著自然來調和。鹽分的增減，也必須要考慮到酸與鹼、陰與陽的調和。

*肉食與菜食

攝取過多的動物性蛋白質，有害於身體，這在前面已有說明。由於食物中所含的動物血進入體內，而產生不良的現象。這一點也不可忽視。昔日的人，較不喜歡吃四隻腳動物的肉，這是爲了避免肉中潛藏的動物之血。

猶太人吃肉時，有先去除血液的習慣。著名的長壽村俄羅斯高加索地方，幾乎不吃肉，即使想吃時，也會先去除血液，這是一位一百二十歲長壽者的自白。然而，事實上，去除血液的肉，吃起來有如殘渣一般，味道不佳。

肉即使在屠殺後立即食用，也不具美味，通常需要隔數日後再吃。這是因爲動物在被屠殺後，雖然心臟停止，但細胞仍然還具有數個小時的生命，所吸收的毒素，會殘留於血中，

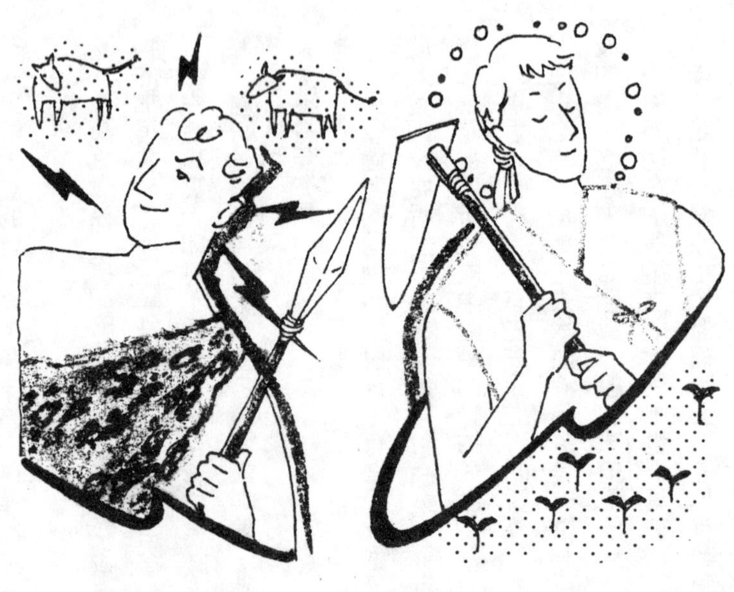

成為肉的甘甜味。不論是牛或豬，被殺時，因為恐懼而不斷地哀嚎，使得血液呈酸性。年輕時代的我，目睹這一幕，就認為不吃肉比較好。

同樣是動物食，魚、貝類是來自於海而自然成長的東西，不像四隻腳的動物那般較具感情，因此，情況就稍有不同了。魚、貝類是愈新鮮，味道愈美。

以肉食為主的西洋，以菜食為主的東洋，基本的想法與生活方式不同。西洋是屬畜牧型，不會播種、種植農作物，會逐水草而居，與原住民產生爭執。所以，很自然的，其想法具有合理性，較為好動，具有鬥爭性、邏輯性。這個想法，成為枝葉型物質文明的基礎。

東洋是屬於農耕型，具有播種定居的生活方式，沒有辦法無視於自然而生存，會深思事物的道理，使得平靜、和平的根型精神文化在東洋孕育。

現在，肉食型的物質文明不斷地流行，東洋思想開始尋求解救之道。回想經濟成長期以後的三十年間，肉的消耗量增長二倍以上。與其成正比的是癌症、心臟功能不全、精神病等疾病不斷地增加，而癌症已佔死亡率的第一位。

在社會方面，令人不忍目睹的兇惡犯罪情形，與歐美並駕齊驅，不良的現象與日俱增，原因多半在於食物。在我國食物的歷史中，從未出現如今日這般食物紊亂的時代。食物的紊亂，亦即証明心的紊亂。

在世界上，還有很多的國家鬧飢荒。要製造食用肉，會消耗菜食十倍的植物。因此，若要使地球上的人都免除飢餓之苦，平等地享用食物，那麼，菜食較肉食更為理想。

＊酸性食品與鹼性食品

最近，有關酸性與鹼性的知識，已經相當普及了，相信不會有人還以為酸性食品就是指酸的食品吧！食物的酸鹼性，與味覺無關，而是所吃的食物在體內消化吸收後，所剩下的礦物質和種類來決定的。如果這些礦物質使體液呈酸性，就是酸性食品；如果使體液呈鹼性，即為鹼性食品。

礦物質之中，會產生酸的是磷、硫黃、氯等；會產生鹼的是鈣、鎂、鉀、鈉等。關於酸

酸性、鹼性食品的區別

酸性（主要是動物性食品與穀類）		中性	鹼性（蔬菜、水果、梅藻類）	
肉類	酒類	鹽 醬油 味噌 不過，這些都是未使用添加物的自然釀造物質	大豆	高野豆腐
火腿	啤酒		紅豆	黃豆粉
雞蛋	自砂糖		豌豆	番茄
乳酪	化學醋		豌豆片	糙米
魚類	動物油		豆腐	葫蘆乾
貝類	果凍		葉菜類	涼粉
小魚乾	果醬		馬鈴薯	梅乾
魷魚	餅乾類		甘薯	蒟蒻
章魚	點心類		南瓜	植物酢
泥鰍	汽水		其他蔬菜類	梅肉精
鰻魚	可樂		昆布	艾草
燕麥片	果汁		裙帶菜	蒲公英
米糠	奶油		羊栖菜	其他野草
麥糖	水飴		醃黃蘿蔔	
碎麵米	植物油		醃漬菜	
麵包	酒糟		水果類	
麥片	冰砂糖		茶	
大麥			蕈類	
蠶豆			牛乳	
花生			脫脂乳	
豌豆			蛋白	
麵粉			蜂蜜	
掛麵			黑砂糖	
麵條			蘿蔔乾	

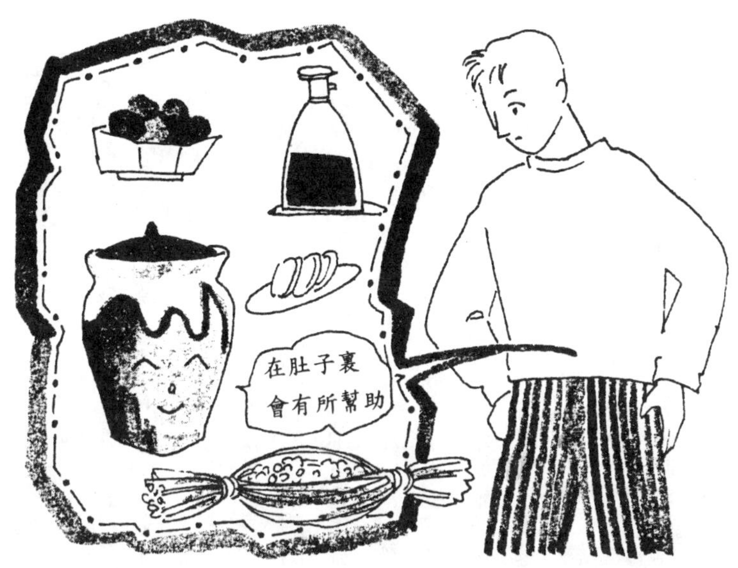

鹼性食品的區別，如110頁的表所示。參考該表，各位就會明白酸性食品中，包括了穀物類、動物性的肉、蛋、魚貝類、點心、果汁類。

而蔬菜、水果、海藻類，則屬鹼性食品。同樣是醋，如果是化學合成醋，則屬酸性；若是自然的植物醋，則爲鹼性。

此外，雖然牛奶爲鹼性食品，但做成乳酪後，就會變成酸性。又，加入食品添加物的加工奶，爲酸性食品。

豆類之中，蠶豆、豌豆爲酸性物質，不過，大豆、紅豆爲鹼性物質。

人體具有使體液調整爲弱鹼性的功能，因此，不必過於神經質地注意到此食品吃下後會呈酸性或鹼性，只要了解大致上的區別，勿偏食，求取營養成分的均衡，即已足夠了。

＊發酵食品的效用

人體的腸內棲息著無數的菌類，有助於腸的作用。如果很注意食物的問題，但腹部情況始終不良的人，可能腸內菌有問題，腸較弱，或腸內細菌的質不良——亦即能夠發揮有效作用的菌較少，雜菌較多。

腸內的有效菌，一般是指雙叉乳桿菌等乳酸菌。事實上，經由仔細調查，約有一千種左右，種類繁多。這種乳酸菌，對於侵入體內的各種細菌，有加以防止或遮斷的作用。

以魚、貝爲媒介而引起食物中毒的嗜鹽菌，遇到乳酸菌時會立即死亡。而霍亂菌在三分鐘內會死，赤痢菌或傷寒菌在半小時內會死亡。

因此，對人體而言，乳酸菌是重要的菌類。

爲讓乳酸菌能夠於體內大量地繁殖，可利用ＮＢＤ這種物質，這是根據最近的研究而加以闡明的。這個物質大量含於酵母——製造味噌、醬油、酒等所使用的酵母菌——之中。

昔日的人會親自製作發酵食品味噌、醬油、納豆等，並積極地食用。雖然不明艱澀的理論及冗長的菌類名稱，但經由體驗，直覺地習得眞理，這也是一種生活的智慧。

現在的家庭幾乎難得有幾人會親自製作味噌、梅乾、醃黃蘿蔔了。市售的這一類食物，加入添加物，或利用人工方式加以製造，故當然遠不及自然釀造的自製品，也無法培養出有效菌來。

自製味噌等讓人感覺作法麻煩，其實不然。只要泡漲大豆煮軟與酒麴混合，放入自然鹽，密封擱置一陣子，就可以完成了。放置愈久鹽愈能夠促進大豆的成熟，更能夠培養出大量的有效菌，成爲風味絕佳的味噌。

不僅是味噌，自然釀造的發酵食品，愈陳舊愈好。哪怕是經過二年、三年後，也都可以取出來食用。各位不妨親自製作味噌、醃黃蘿蔔或梅乾。

第三章　自然療法的威力與食養生

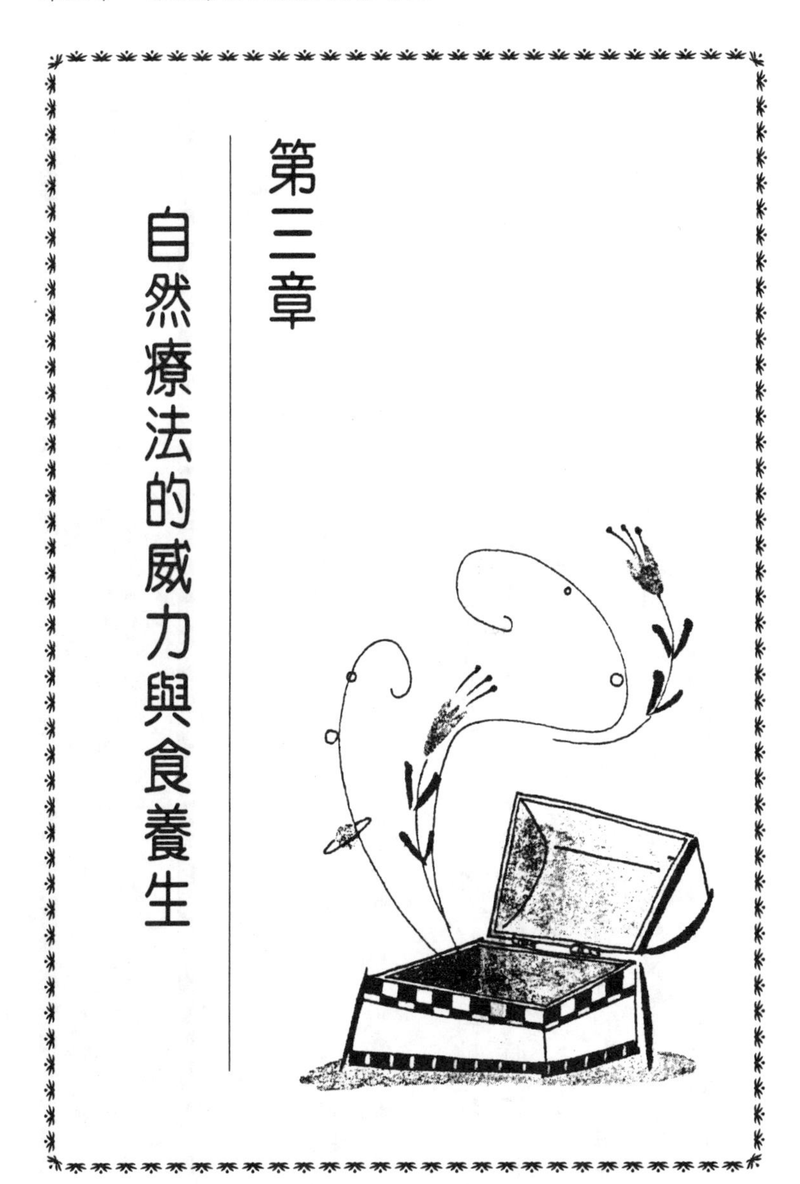

1 自然療法、食養生以心為主

＊改變生活方式

一旦人類罹患重病，尤其是癌症這難病時，會努力於治癒疾病。被西洋醫學宣告罹患不治之症的人，有時會要求助於自然療法。但是，若僅僅是考慮到治療疾病的症狀，這種以自我爲主的想法是不足爲恃的。

罹患肝癌的人，被醫生宣告無可救藥，這時才開始實行糙米菜食食養生。將枇杷籽、筆頭菜粉、炒黑的糙米粉混合在一起，煮成一碗熱騰騰的湯，每天早晚都飲用。同時，實行肝臟、腎臟、脾臟的護理與枇杷葉溫灸，以及只要是有人稱道的好方法也會去實行。

這麼做以來，癌細胞漸漸地縮小乃至消失，恢復到幾乎連醫生都感到驚訝的程度。患者頓感放心，而恢復原先的飲食生活，開始喝酒、吃肉和生魚片，而癌細胞又漸漸地增加了。

這時，連忙又實行糙米菜食與護理方法，癌細胞的增殖速度非常迅速，患者終告不治身亡了。

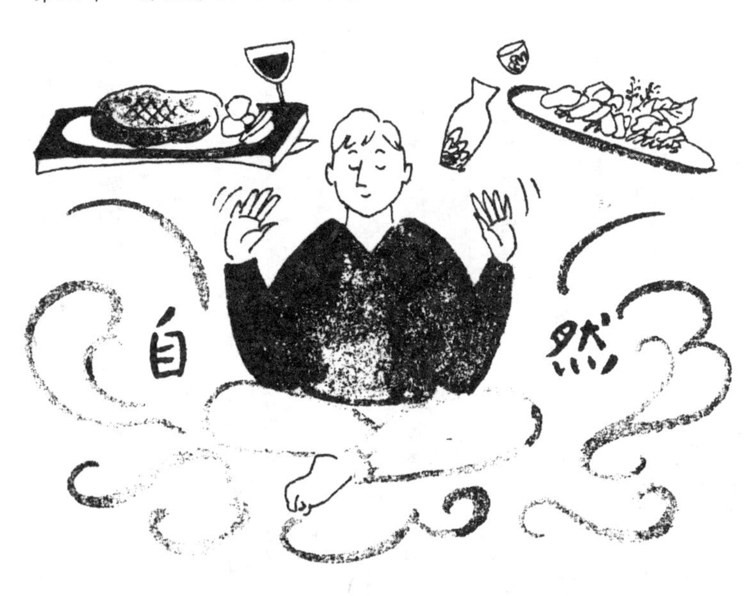

這就是一心想要治療疾病，而忘卻了心存感謝所造成的。像癌細胞如此的硬塊是如何形成的呢？爲甚麼細胞會硬化到這種程度呢？當然是有原因的。如果不找出其原因，進行生活的轉換，根本就無法得到健康。

即使暫時能夠治癒，如果不對自然的力量心存感謝，又重複過著原先的生活，將會導致更惡劣的後果。

肝臟是忍耐力極強的內臟，然而傷害他到這種地步，使之過度疲勞的元凶，像是本身的任性所造成的。對於本來就擁有的，能親切治癒自己的自然力量卻不屑一顧，不抱持著感謝之心，會使自然力量告消失。起初，如果大腦或細胞不能受到糙米菜食或自然的護理，而使其保持新鮮，就會形成一種免疫狀態，無法像剛開始時一樣，接受新鮮的一切，相反地，癌細胞的增殖力會增強，這時再實行食養法或護理，也是無補於事的。

＊如心一般的神經會發揮作用

最近，被視爲特異性皮膚炎的孩子增多。到皮膚科去，醫師會做過敏的反應測試。這是爲了檢查過敏的原因，而進行的測試，結果會被禁止吃很多食物。由於禁止攝取米和穀類、牛和肉、大豆或味噌，以及醬油等，那麼到底可以吃些甚麼呢？也許，因此而束手無策的母親並不少吧！

這也不能吃，那也不能吃，老是禁止孩子吃這吃那，試問要如何培養孩子健全的心靈呢？如果疾病治好了，恐怕也會培養出一個心靈冷淡，個性偏頗的孩子。大多數爲人母者，都會爲此而感到擔心。

像特應性皮膚炎這種疾病，有出現於表面的症狀，必有其根源的存在。心與神經相連，有如心一般的神經會發揮作用。這神經能驅使細胞運作。看不見心靈的根，而只追逐產生的現象，根本無法治癒疾病。

首先，母親要注意到生活的錯誤，以及生活方式和想法的錯誤，如果不親自動手烹調食物給孩子食用，忘卻了自製食物的美味，而偏重於不自然的飲食生活，使孩子的心靈寂寞，頭腦只會固執於道理，神經細胞也會萎縮。

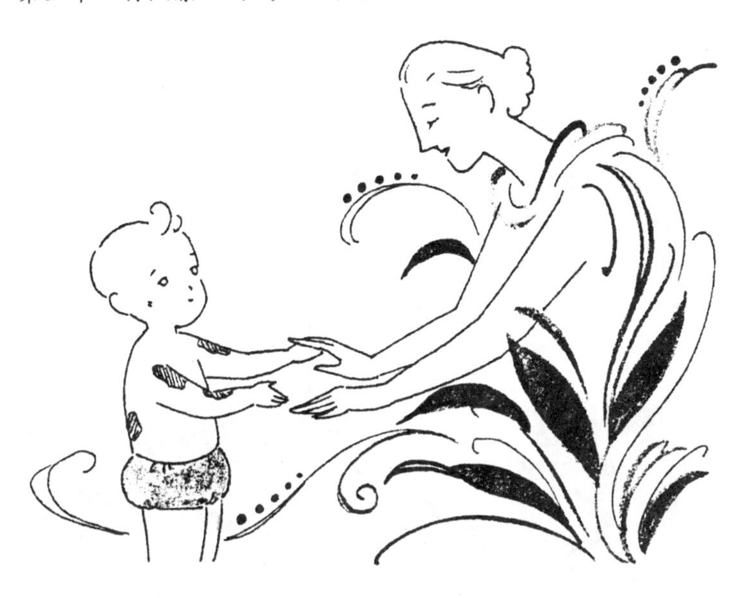

要把不自然的現象回歸於自然，就必須採用自然食和自然療法，但是並非只藉此來治療病狀而已。要使筆頭菜或枇杷葉療法、野草或藥草的力量、砂石的力量覺醒，帶著感謝之心過生活，如此便能使疾病治癒。

這並非只是一種長篇大論。實際上，能夠覺醒到自然的體貼，就能使細胞的功能轉變，因而治癒長年因特異性皮膚炎的例子非常多。

＊學習自然的親切，皮膚病完全治癒

有位大學生手腳罹患了嚴重的皮膚病，到醫院去治療，卻沒有治好，不知道採取甚麼樣的飲食與處理，而前來與我商量。

聽說他在外食產業店擔任洗碗盤的工作，雖然有穿著長靴，但是非常忙碌的時候，合成洗劑會濺到長靴中。

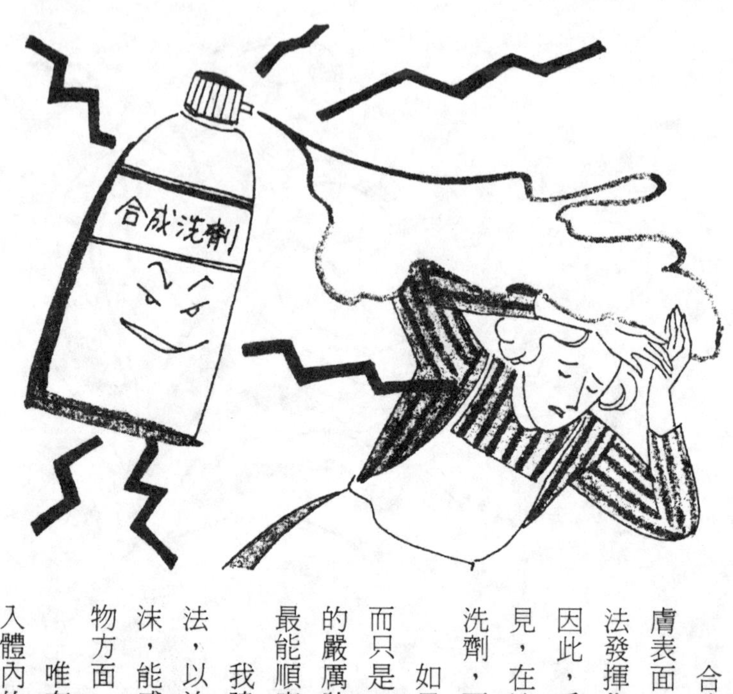

合成洗劑的滲透力極強，不只是會滲入皮膚表面，連細胞中也會滲入。細胞被包住，無法發揮作用，這是造成皮膚炎或癌症的原因。因此，爲了不污染河川或海洋，爲身體著想起見，在洗濯衣物或洗餐具時，最好不使用合成洗劑，而是使用肥皂。

如果不以正確的觀念來看待食物或洗劑，而只是一味地追求方便，一定會得到來自自然的嚴厲教訓。學習正確的知識，了解何種方式最能順應自然，然後再展開行動即可。

我建議這位大學生採用枇杷生葉的濕布療法，以治療腫脹的患部，很有耐心地持續塗沫，能感受到帶來刺痛感的枇杷葉萃取劑。食物方面，則改採糙米菜食療法。

唯有依賴自然食物的力量，才能沖洗掉滲入體內的洗劑，以及抑制疼痛而使用的類固醇系列荷爾蒙劑。從外部利用蒟蒻的溫濕布療法，有助於排出肝臟、腎臟的毒素。同時，也藉助砂淨化力的砂療法。結果，嚴重的皮膚炎完全治癒，令他也覺得難以置信。

自然療法與現代醫學的想法完全不同，不重視病名，而更加重視體質。病名只是供作爲參考而已，至於爲何會生病，必須找出其根源。一個人的生活方式、想法與人際關係——這些都會表現於神經與細胞，成爲身體的表情。找出錯誤，致力於恢復自然，這就是自然療法。

這大學生對於洗劑並沒有正確的認識，也不知道食物的重要性，以及自然的尊貴，由於過著這樣的生活，才會罹患嚴重的皮膚炎。但是，利用枇杷葉、砂、食物等，以自然所孕育的生命來治療，能夠以身體來了解到自然的親切。

即使是一無所知的人，抱著學習的心態，自然就會向你展露微笑，給予你很好的回報。如果認爲自然力是很麻煩，也是很愚蠢的事，則自然力就無法發揮作用。

透過身體來了解生活，不只是看某一部分而已，而是觀察到整體。自然療法可說是一種修練之道，也是培養自我的療法。

由次頁開始，爲各位介紹利用自然療法與食養生克服難病的實例。

2 利用自然療法、食養生克服疾病的體驗記

＊克服特應性皮膚炎——德島 細田 樂

我的女兒罹患特應性皮膚炎，媽媽想要儘快爲她治癒，由於我還有一個幼兒需要照顧，所以代替我前去參加健康學園的講習。最初，母親是在學些甚麼，我不得而知，只知道她是在後面觀望而已，並不像別人那麼熱心。

不過，她對東城老師所說的話深感佩服在會議結束，我去接她的時候，她在車上對我說：「我的想法完全改變了，眞是在人生中，學到了寶貴的一課。」

孩子入睡以後，我開始動手做以往從沒製作過的保存食品，如：枇杷葉泡燒酒、泡火蔥、梅乾、梅汁。只要想做甚麼都可以做。僥倖如此，孩子的濕疹大半痊癒了。現在，只有耳後和關節後方會發紅。背部與臉上的顆粒完全消失了。

孩子的食慾變得旺盛，因此做一些加入梅汁和紫蘇葉的飯糰，以及用糙米做的餅乾給他當點心。在此，眞是十分感謝東城老師，讓我們一家有如沐春風之感。

*像火一般的特應性皮膚炎完全消失——廣島市　池田正江

我的女兒就讀高中以後，每天在福利社買蛋糕或冰淇淋來吃，回到家以後，身體十分倦怠，只知道睡覺。

我為了讓她充分攝取營養，因此千方百計地強迫她吃，向來她所不愛吃的肉類、蛋、牛乳。可是，絲毫都未見效，後來她罹患了特應性皮膚炎，腋下、手肘、足關節內側、脖子，都出現了嚴重的皮膚炎。

找遍了有關健康的書籍，也到自然食品店去購買自然食品來食用，雖然知道糙米很好，但是對於糙米並不具有基本的知識。後來，由於調職至福山，看到了月刊「你與健康」雜誌，學習心靈、身體與健康的關係，以及性格與食物的關係，使我有如大夢初醒一般。

味噌湯是使用六年味噌、昆布、柴魚、香菇、高湯，加上羊栖菜、蓮藕、油炸豆腐等一起煮，還有小松菜、涼拌韭菜、四年的陳羊梅干、糙米、紅豆、薏米、稗、黑豆一起煮，撒上芝麻豆與少許鹽，讓孩子食用。

以往經常挑三撿四的女兒，現在總是很感動地對我說：「媽媽，妳煮的東西眞是太好吃了。」女兒也不再終日懶洋洋地躺在床上睡覺了。

如火一般的特應性皮膚炎，藉著枇杷菜的煎汁與筆頭葉青汁的塗抹，現在已經乾燥，變得輕鬆了。在即將痊癒的階段，我也做了枇杷葉泡燒酒，並且毛巾包著已煮熱的蒟蒻，對肝臟、腎臟進行濕布療法，或是利用生薑濕布療法來治療腹部與腰部。漸漸地如火一般的特應性皮膚完全消失了。

起初，抱著質疑的態度，說「糙米這種東西也能夠吃嗎？」的先生，在看到女兒判若二人，很有元氣的樣子，現在也帶著糙米便當到公司上班去了。現在，我們一家都十分健康，非常感謝東城先生的指導。

*治好小兒氣喘——藤澤市　淺井毬子

三歲的女兒體調不良，動輒罹患蕁麻疹。而且，一旦罹患感冒以後，經常會咳嗽不止。後來，每一天晚上會有氣喘發作的現象。在這期間，我遇到了東城老師，有幸與他談話。

老師所說的話，我並非全盤了解，但是關於糙米的說明我卻了解了。從翌日開始，就讓孩子吃糙米食。後來，又參考「自然的力量」（東城百合子著）一書，利用其中的食譜，以糙米爲主食，或是採用半搗米的做法，加入少量的紅豆、黑豆、薏米、小米、味噌湯、芋頭、蓮藕、牛蒡、胡蘿蔔、海藻、小魚、青菜等，讓女兒充分咀嚼吃下。

過了四個月以後，女兒在夜晚發作的現象完全消失了。另外，我也把生蓮藕擦碎，讓孩子飲用，並且摩擦其背部，告訴因咳嗽而感到痛苦的女兒：「每一次咳嗽，就是會有壞蟲跑

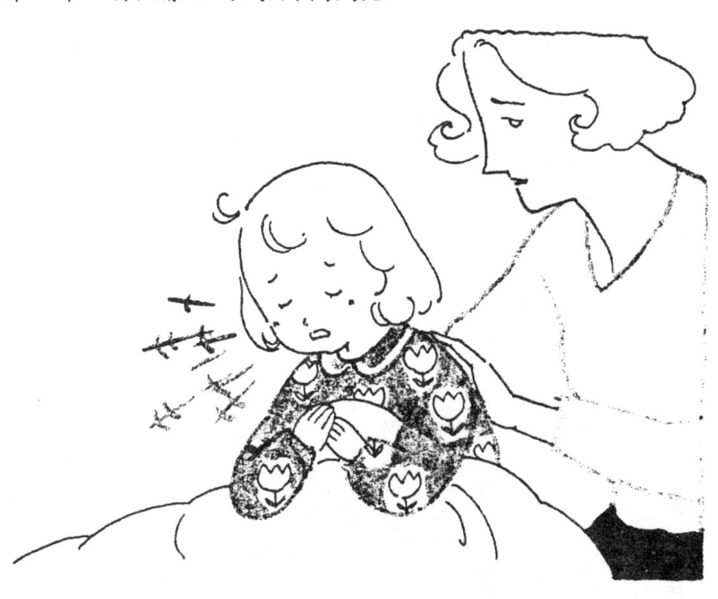

出來，妳要多努力哦！」一手則拿著醫生開的處方，心中吶喊著再一個晚上就可以了！

丈夫看到這種情形，對我怒吼道：「如果你讓她吃藥，現在就不會這麼痛苦了。等治好以後再讓她吃自然食嘛！」我撒謊說，已經讓女兒吃過藥了，在黑暗中潸然落淚。

我感到十分迷惘，不停地自問，難道糙米也無法解救她嗎？但是，到了早上，女兒說：「可能是因爲吃了糙米食，昨天晚上已經不再覺得痛苦了。」

在相信父母親的女兒面前，我想再熬一個晚上就好了。

親子共同的努力之下，女兒的咳嗽暫時好轉了，但是難道眞的這麼輕易便能改變體質了嗎？罹患感冒的女兒，連續三週又開始了夜晚的發作現象。

但是，這一次我們信心不再動搖了。我努力地做糙米食，在蓮藕汁、胡蘿蔔汁中加入稀糖水，給孩子飲用。同時，做黑豆汁等等，並增加高麗人參萃取劑、葉綠素、酵素的服用次數，而度過了痛苦的時光。

現在，她已經擁有很好的同伴，能互相勉勵，而過著快樂的日子。

*視為不治之症的腦腫瘤完全治癒

居住在三重縣的一個女子在九歲時，罹患了腦腫瘤。當時，接受了手術與鈷治療，但是十三歲時再度復發，而且似乎沒有治癒的希望了。這孩子的母親哭訴著對我說，希望能藉著自然食把孩子的生命由鬼門關救回來。

我對她說：「這位母親，現在妳的孩子承受著如此的痛苦，到底這意味著甚麼呢？原因何在呢？你要考慮其根本。血是生命，血是來自於祖先，留傳給孩子的東西。祖先在你們的生命中成爲血，再次活著，而你們忘了對於這生命之根的感謝之心，破壞了和平，使生活變得混亂。對於祖先是否忘卻了感謝之心呢？試想想是否常對天地自然的恩惠抱持著感謝之心呢？」

當我這麼說時，這位母親自我反省了以往的生活方式與想法的錯誤，而了解到培養生命的重要性。

「自然食與自然療法能夠成爲偉大的自然力看不到的根。不過，如果只是爲了治療疾病，而只是注重食物或護理方法等表面化的東西，自然力並無法發揮作用。最重要的，還是要敞開心胸，開放的心胸才能夠使自律神經發揮作用，使細胞自由地打開。一旦打開以後，自然的力量就能夠自由地進入。爲了使這自然的力量進入，可以嘗試自然食、自然療法。」

後來協談會的成員們敎導這位母親製作糙米、紅豆、黑豆、薏米、芝麻、海藻、蔬菜等爲主的食譜。同時，也敎導她枇杷葉溫灸、濕布的方法，還有利用蒟蒻或薑湯溫熱腹部、肝臟、腎臟的護理法，以及讓病人服用人參萃取劑、葉綠素的方法，還有擦碎枇杷種子來吃的方法，以改喝筆頭菜茶等等，敎導了許多自然療法。

這對母女之心感動了天意，連醫生宣告放棄的腦腫瘤也開始消失了。病情好轉，終於完全治癒了。根（心）能夠痊癒，枝葉（疾病）也能夠恢復健康。這並非奇跡，而是自然的法則。根源潔淨時，河川的流水也會變得乾淨。雖然飲食和護理是很重要的，但是如果忘卻了支撐這一切的生命，偉大的自然力也就不會出現了。

＊利用食養生解救因癲癇而痛苦的孩子

這是一位五歲的孩子的母親寫來的信。孩子罹患了小兒癲癇，一日發作數回，嚴重時會陷入昏迷狀態。一年來持續使用抗痙攣劑，可是發作的情況卻愈來愈嚴重。

「參考『你與健康』雜誌，併用食物療法與護理，暫時使偶爾發作的小發作現象平靜下來，腦波也開始恢復正常。但是，從聖誕節到正月，由於飲食紊亂，結果又再出現與發病時相同的狀態。我想很可能是因爲我對雜誌內容的了解不夠深刻，實行得不夠徹底，所以每天晚上在孩子入睡以後，我又重複閱續二年前開始看的『你與健康』和『在家庭中進行的自然療法』，並且一一去實行。

用芋糊敷頭，腳則利用枇杷葉與溫蒟蒻，腹部和腰部則利用生薑進行濕布療法。利用蒟蒻進行溫濕布療法時，暫時昏迷的女兒也能夠吃糙米湯、糙米奶了。現在，給她吃炒的糙米配上梅乾，並撒上芝麻。她的臉頰恢復了紅潤，現在精神奕奕地去上學了。老師告訴是我『順應自然地生活』，而如今回顧以往，我才了解到其中眞正的含意。」

＊罹患進行性肌肉萎縮的我，充滿了一線希望——東京都　千田義人

肌肉漸漸地萎縮、脫落，形成無力狀態與運動障礙，此謂之爲進行性肌肉萎縮症。現代醫學無法治療這疾病，而我也在絕望中度日。這時，朋友借給我「你與健康」雜誌。我抱著必死的決心，跛著腳來到協談室。剛開始時，老師便對我說：「你是不是很愛吃甜食？不要再吃甜的東西，要攝取含鈣質較多的根葉類、芝麻、大豆、海藻等食物。」

雖然無法立刻就轉換爲糙米食，但是卻可以立刻不吃甜食，結果實行以後，發現體調眞

的變得非常好。然後，開始吃炒的糙米，或是去買糙米餅回來吃，這時發現力量源源而來，這眞是非常美妙的事。

以前，我因爲生病而全身無力，經常跌倒而無法立刻站起身來。現在，我淸楚地感覺到身體恢復了彈力，走路時，步伐也變輕鬆了。從這時候起，我更加認眞地開始學習自然食和自然療法。

每天實行蒟蒻濕布和枇杷葉溫灸療法，以及糙米食。糙米加上黑豆和薏米一起煮成飯，撒上黑芝麻，充分咀嚼後再呑下。據說以下的食譜對神經很好，如：蒲公英根做成的金平式菜餚、葉子的佃煮、炒羊栖菜等等，雖然這都是很輕易就能做出來的食品，但是在吃了以後，發現漸漸地湧現氣力，身體逐漸痊癒了。

自然的力量眞是太偉大了，我眞是非常感動，而在我度過這樣的日子時，身體湧現了氣力。不知不覺地，疾病就治好了。協談室的老師說：「心最重要，能使神經穩定。」現在，回顧以往所走的路，發現自己眞是太過於任性、以自我爲主，而有此反省。的確心是根，經由生病，我學會了這一點，心中充滿著感激。

＊原是虛弱體質的孩子，如今十分健康

有一次，有對夫妻遠自宇部市帶他們一歲三個月大的幼兒前來。這幼兒看起來只有四、

五個月大，體格非常小，而且不會說話，非常細瘦。這位母親認為自己的孩子生存無望，愁眉苦臉地說道：「這孩子甚麼也不吃，不論做些甚麼給他吃，他就是不吃。」

我想，既然這孩子甚麼都不吃，就吃糙米湯好了。於是，我請人把較濃的糙米粉熬成米湯端過來，這位母親不曾道謝，只是一言不發地接過米湯，馬上灌孩子吃。嬰兒緊閉著嘴巴，這時她用湯匙壓孩子的舌頭。

「你看，他根本就不吃。」這位母親臉上的表情愈來愈僵硬了。

我忍不住對她說：「瞧妳這副可怕的表情，孩子當然害怕得吃不下了。這位太太，妳應該這樣來哄孩子。」

說著，我對嬰兒說：「你是乖孩子哦！笑一個吧！」不斷地逗他、哄他，結果原本面無表情的孩子嘎嘎地笑了起來。

後來，我又對他說：「很好吃，很好吃哦！」於是，又把先前的糙米湯舀了半湯匙來，拿到他的嘴邊餵他吃。這時，嬰兒就乖乖地吃了。終於，一小碗米湯都吃完了，而且他還想再吃，後來又餵他吃了半碗。

「這位母親，妳要了解到心是非常重要的。妳一直想到孩子會死去，無法過著生活，會導致根枯萎。重要的不是食物，而是妳的心。如果妳不是用頭腦，而是以心去對待他，他一定能步履穩健地踏在地上走路。」

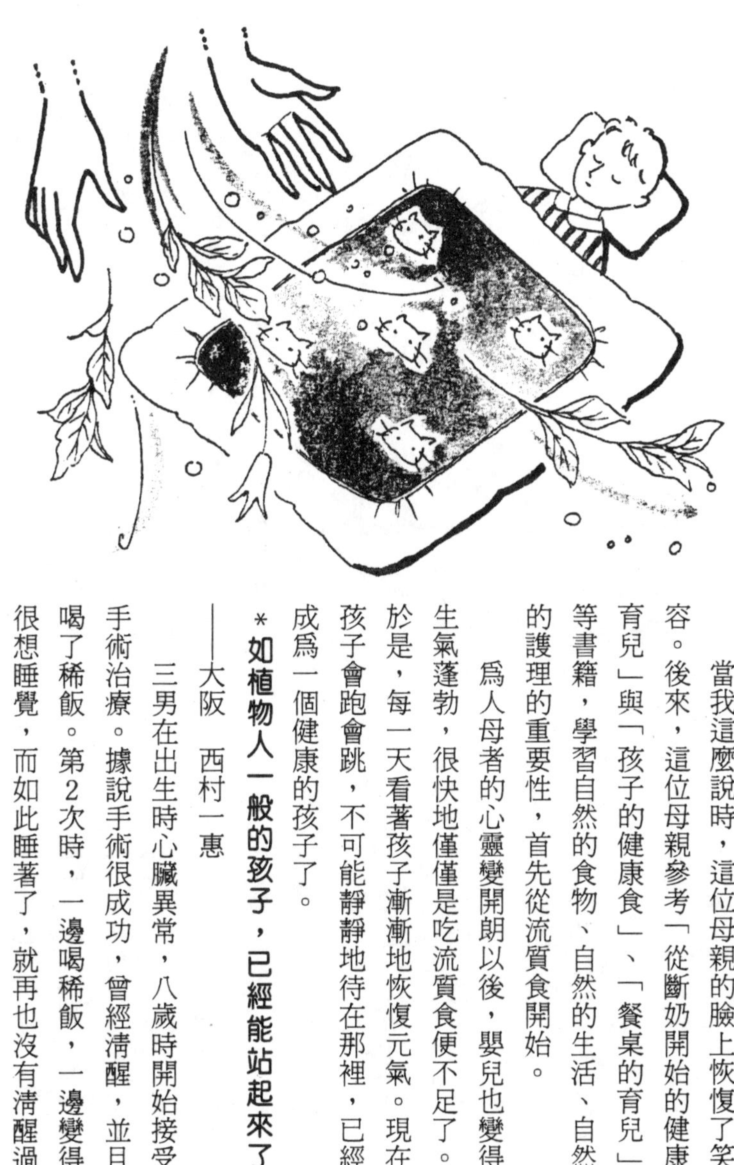

當我這麼說時，這位母親的臉上恢復了笑容。後來，這位母親參考「從斷奶開始的健康育兒」與「孩子的健康食」、「餐桌的育兒」等書籍，學習自然的食物、自然的生活、自然的護理的重要性，首先從流質食開始。

為人母者的心靈變開朗以後，嬰兒也變得生氣蓬勃，很快地僅僅是吃流質食便不足了。於是，每一天看著孩子漸漸地恢復元氣。現在孩子會跑會跳，不可能靜靜地待在那裡，已經成為一個健康的孩子了。

＊如植物人一般的孩子，已經能站起來了

——大阪　西村一惠

三男在出生時心臟異常，八歲時開始接受手術治療。據說手術很成功，曾經清醒，並且喝了稀飯。第2次時，一邊喝稀飯，一邊變得很想睡覺，而如此睡著了，就再也沒有清醒過

來。難道是血液的硬塊阻塞了腦部，而引起腦梗塞嗎？但是，實際上原因不明。

後來，我閱讀了『你與健康』雜誌，看到了「請考慮腦的構造」這一篇報導。其中所提及的腦與心靈，以及自然健康的關係，令我深感震撼。我想，只有這方法可行了，於是抱持著覺悟之心，向醫生提出請求。我一邊哭泣，一邊對醫生說：

「既然醫學無法挽救他，那麼讓我這做母親的，以愛心來治療他吧！」醫生也認為約有九十八％沒有希望了，而對我說：「去做妳想做的事吧！我會幫助妳的。」

於是，我在醫院狹窄的公共廚房中，把大豆煮軟，用老味噌調味，做成流動食和糙米湯，由鼻管餵食。同時，也讓孩子喝枇杷葉茶、決明子和蕺草一起煎煮的茶。

有些護士認為，一次不要餵食太多，因此會有一些剩下的東西。可是，我覺得新的比舊的好，所以每一天都會抱著期待之心，持續這個大豆食品與糙米食，希望「大豆食品對孩子的頭腦發揮效用」，而「糙米也能給予孩子生命力」。

當我這麼說時，在熟睡中的孩子臉上露出了表情來。很幸運地由特別治療室移到個人房間，對他的頭部和背部進行枇杷葉濕布療法、枇杷葉溫灸，以及煮過的蒟蒻的濕布療法等，情況完全改觀。終於，有一天他清醒過來，對我說他要喝茶。

醫生告訴我：「即使現在撿回一條命，但是妳也要知道可能會遇到一些障礙。」但是，後來他耳聰目明，手腳沒有僵硬的現象，會哭會笑，很有元氣地跑跳著。

如果沒有看到『你與健康』雜誌的報導，恐怕對於爲人母者的我而言，這會是一段難以忍受的時期，因此我抱著無限的感謝之心。

＊鼻炎完全消除——大宮市　伊藤尙子

我的長男鼻子不好，到醫院去就診，情況並沒有改善，很容易就會感冒。爲了鍛鍊他的身體，送他到游泳教室去上課，很快地眼睛就腫脹。到眼科醫生處去檢查，經診斷是罹患了過敏性結膜炎。我不知道該如何是好，在我感到煩惱時，以前孩子朋友的母親來看我，並介紹我閱讀『你與健康』雜誌。我漫不經心地翻閱時，正好看到了自己所需要的資訊。

其中的內容提及，人何以會生病，很可能是因爲心靈的問題，或是精神壓力過大。我認爲一切都和我的情況吻合，令我感到很驚訝。平日我的確放任孩子吃甜點、喝果汁、吃精白麵包，偏重肉食。

看到這方面的報導，我開始努力地學習自然食和自然療法。米以胚芽米爲主，從七分搗米開始，漸漸變爲五分搗米。副食則是蔬菜。每天在食品中，都加入海藻類、小魚、豆類，採用自然的調味料，並以枇杷葉敷鼻子，實行蒟蒻的溫濕布療法。

這麼做以後，情形變得如何呢？原本頑固的鼻炎完全治癒了。不只是長男，全家人都恢復了元氣，沒有人會再患感冒了。我對自然抱持著感謝之心，每天都過著充滿希望的日子。

3 在家庭中，能進行的護理法

透過許多經驗，相信各位已經了解到自然的食物和護理方法的驚人力量了，不過，不論是採取哪一些護理方法，如果只是想要治療疾病，則肉眼所無法見到的自然力和自然的體貼也無法發揮力量了。

自然療法是培養心之眼的修練道路，是培養肉眼所無法見到的心靈的方法。這也可以說是讓妳傾聽自然之聲的方法。如果妳眞正了解到這一點，不論發生任何事都不要緊，一切交由大自然處理，便能夠過著快樂的生活。

其次，爲各位介紹自然療法、護理法的實際例子，若欲知詳情，請參考別著「家庭中能實行的自然療法」。

*枇杷葉療法

自昔日枇杷就被視爲具有豐富藥效的樹木。在印度的古老佛典中，當成大藥王樹登場，而在日本奈良時代的施藥院，也進行枇杷葉療法，而留下了記錄。

《枇杷葉溫灸的做法》

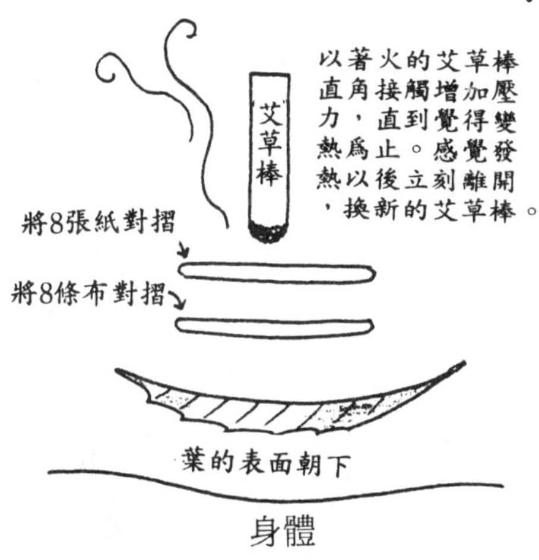

《枇杷生葉的濕布療法》

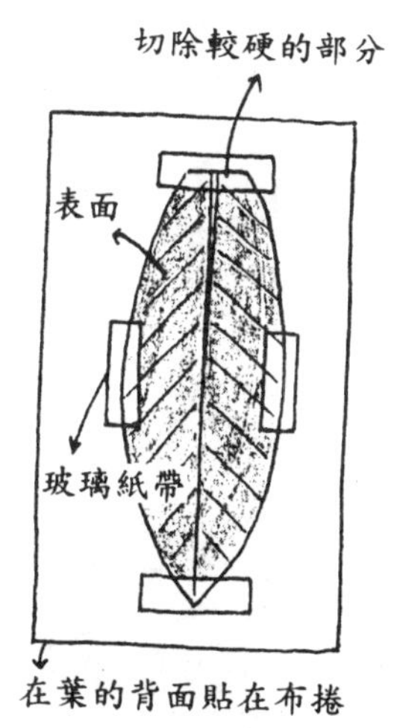

枇杷葉和種子中，含有許多苦杏仁苷的成分，透過體溫，具有滲透到細胞內的力量，甚至能夠在癌細胞中發揮作用，對於被視爲不治之症的癌症，能夠發揮藥效。

＊枇杷生葉的濕布

在傷口或燙傷處貼上枇杷生葉，再用油紙或布卷包住，做成繃帶，一個晚上就能夠去除疼痛。我的次男被熱水燙到，但是拜枇杷葉之賜，手臂沒有留下疤痕，完全治癒了。

當感冒、頭痛、發燒時，貼在頭部、後頭部，以及喉嚨、腰部、肩膀、任何疼痛的部位，都會很有效。枇杷葉不要選新葉，而要選擇舊葉，因爲其中含豐富的杏仁苷，所以要儘可能選擇古老的葉子。此外，要把光滑的表側貼在肌膚上。

《　枇杷葉溫蒟蒻療法　》

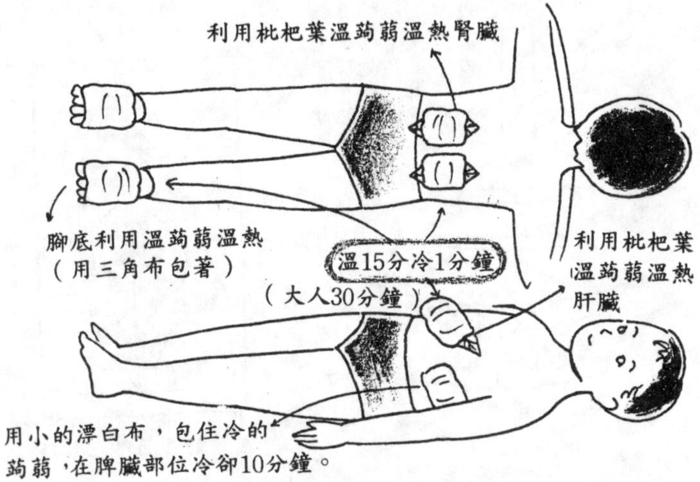

利用枇杷葉溫蒟蒻溫熱腎臟
腳底利用溫蒟蒻溫熱
（用三角布包著）
溫15分冷1分鐘
（大人30分鐘）
利用枇杷葉
溫蒟蒻溫熱
肝臟
用小的漂白布，包住冷的
蒟蒻，在脾臟部位冷卻10分鐘。

＊枇杷葉溫灸療法

在深綠色的枇杷生葉上，鋪上八片對摺的漂白布，再鋪上八片對摺的紙，把葉片表面貼於患部。由其上點燃艾草棒，按壓於患部，藉此能發揮指壓、枇杷葉與灸的效果，而達到很大的效果。

疼痛與疲倦能夠暫時減輕，而對難病，慢性病與癌症也能夠發揮很大的效果。我因罹患結核而瀕臨死亡邊緣時，也因爲枇杷葉溫灸而獲得了解救。

＊枇杷葉溫蒟蒻療法

枇杷生葉的表面貼於患部，再用二片毛巾包著已煮十分鐘的蒟蒻，置於其上，進行溫熱療法。大約溫熱三十分鐘（若是小孩，則溫熱十五分鐘），再用冷毛巾擦拭就可以了。甚至連嚴重的癌症疼痛都得以抑制。除了癌症以外，對於腰痛、腹痛、風濕、神經痛等也會很有效。

＊枇杷葉萃取劑療法

《枇杷葉萃取劑的做法》

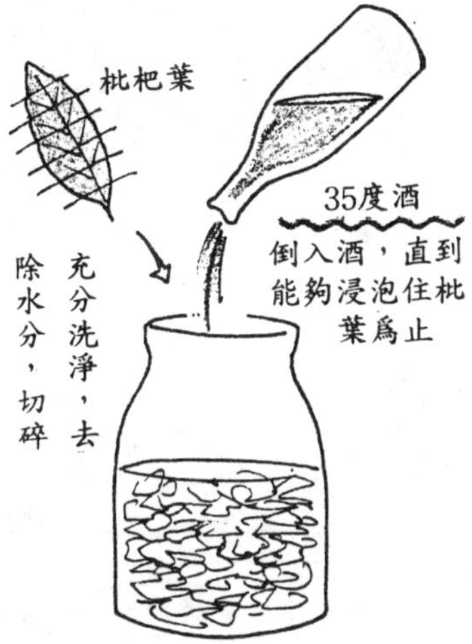

枇杷葉充分洗淨，去除水氣，切碎，用酒浸泡，擱置二個月，使之呈茶色狀，成爲液體，用紗布或脫脂綿沾枇杷葉萃取劑，貼於患部，從其上再用煮過的蒟蒻或鹽溫熱，對於所有的疼痛都具有效果。

此外，在喉嚨疼痛或牙痛時，用萃取劑來漱口，疼痛就能夠治癒。胃部消化不良時，也可稀釋飲用。

＊枇杷葉煎汁療法

枇杷葉洗淨、乾燥、切碎，抓一把放入壺中，注入熱水，擱置一旁，會自然產生茶色液。不只是一次，可使用二、三次，所以不要浪費，可以多使用幾次。

這液體美味而沒有任何臭味，適宜氣喘或慢性支氣管炎的孩子飲用，可取代茶來喝

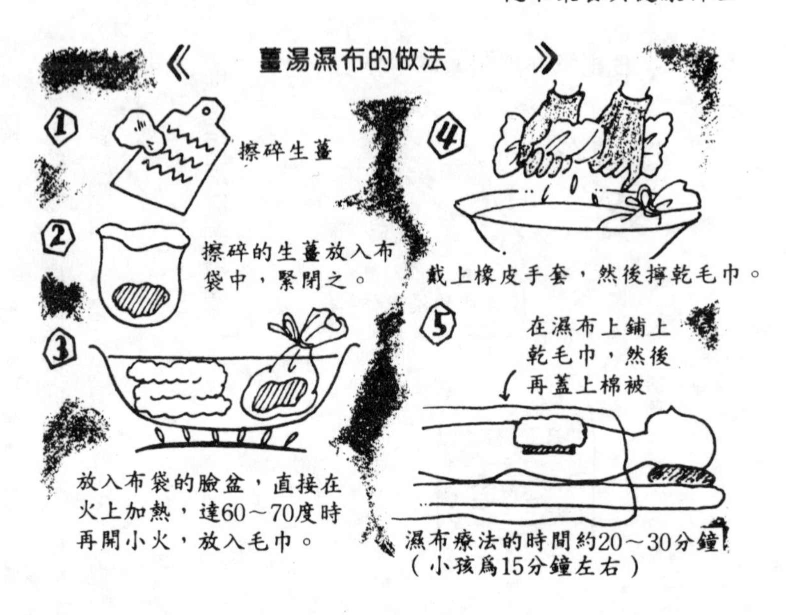

。這煎汁可以連葉一起放入洗澡水中泡澡，對於治療特異性皮膚炎或其他皮膚病特別有效。另外，直接用煎汁塗抹於患部，也頗具效果。

＊枇杷子酒

枇杷種子比葉多達三十倍的苦杏仁苷，所以切勿丟棄應取用之。將枇杷生子三〇〇g切出切口，放入廣口瓶中，然後再注入〇·七公升的酒，過了一個月以後，就可以做出枇杷子酒來。盛小杯以水稀釋，用蜂蜜調味。此外，也可以用其他方式來利用枇杷葉萃取劑。

＊薑湯濕布

老薑一〇〇公克連皮擦碎，放入布袋中，用水浸泡，用小火加熱。然後，再把毛巾浸泡於其中，對肝臟、腎臟的部位蒸三十分鐘左右

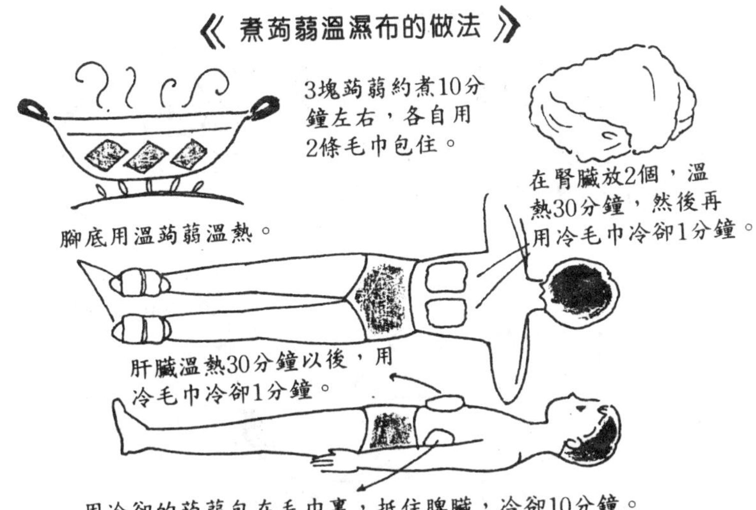

。

將金盤置於小火上，準備二條毛巾，冷了以後再換熱毛巾，互相更換，溫熱內臟。覆蓋毛巾，由上方靜靜地揉捏，更具有效果。最後用冷毛巾冷敷一分鐘。

＊煮蒟蒻溫濕布

準備二塊蒟蒻，在煮熟以後，用二、三條毛巾包裹住，溫熱肝臟與腎臟。冷了以後，再一片片地剝下毛巾。蒟蒻可以重複煮數次，直到變小爲止。

蒟蒻溫濕布能使細胞功能活絡，具有使毒素排出體外的作用。在罹患各種疾病時，溫熱肝臟、腎臟有益身體。在疲勞時，溫熱腳底也能夠消除疲勞。

厚厚地削去芋頭皮，將其擦碎。用與芋頭

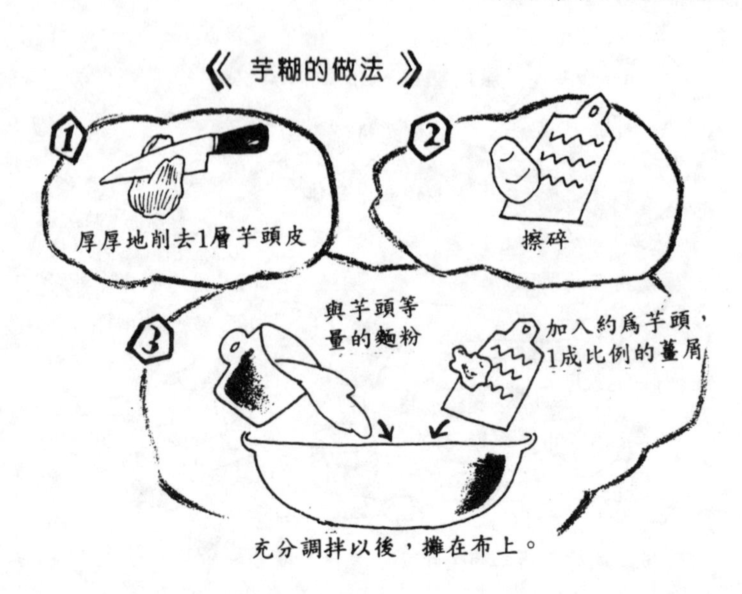

等量的麵粉，並擦碎與芋頭一成量的薑，混入其中充分調拌，呈黏稠狀。

＊芋糊療法

將芋頭攤在布或紙上，厚約1公分左右，用紗布包住，抵住患部。在其上蓋上油紙或石蠟紙，再用繃帶或三角巾固定。

當喉嚨腫脹或疼痛時，可以嘗試進行芋糊療法。下巴腫脹時，利用芋糊療法進行治療，大約二、三天便能夠痊癒。此外，對於扭傷、風濕和神經痛也非常有效（其護理法請參照別著「家庭中進行的自然療法」）。

第四章

使你身強體健的飲食生活

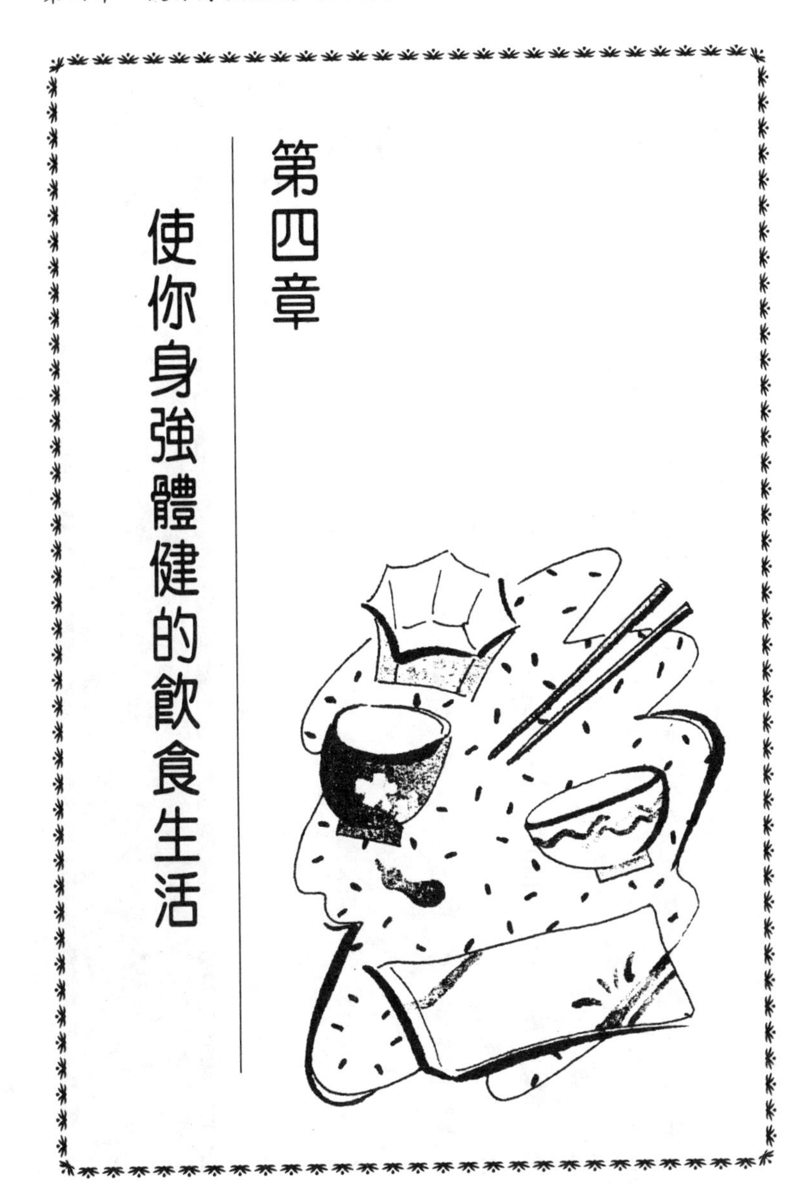

1 向自然學習的我的飲食生活

＊採用日本型態飲食生活

現在一般的家庭的飲食生活型態就有如昔日的外國人一樣，都是採取偏重肉食，攝取動物性蛋白質的飲食生活。

原本國人的飲食係以穀類爲主食，並把味噌湯當作主菜，而以蔬菜和醃漬品作爲副食。配合季節，食用應時的菜餚非常重要。利用現成的材料做成色、香、味俱全的菜餚，可使餐桌增添色彩更爲豐富。但是，現在這種型態已經完全崩潰，不再有季節感，不重主食而偏重副食，尤其爲重視動物性蛋白質的風潮佔壓倒性優勢。諷刺的是當國人摒棄傳統飲食的同時，外國人已注意到日本型態的飲食生活。

如前文所提及，ＮＨＫ節目曾介紹並放映世界知名運動選手的飲食內容。在美國、德國、俄羅斯，選手們都注意要減少肉食，而多攝取碳水化合物與蔬菜。

從事激烈運動的選手爲了鍛鍊肌力，而需要肉。但是，在這情況下，必須要研究極力減

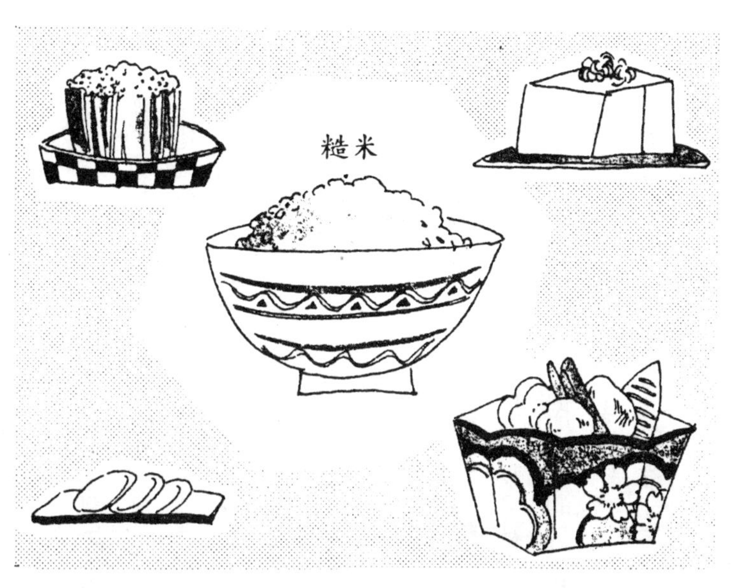

少動物性脂肪，將熱量消耗掉，而毫無殘餘的吃法。悠閑度日、不做運動也不流汗，只考慮到營養，而攝取大量的肉或動物性脂肪，其弊端比效用更大，會導致慢性病或癌症增加，這也是理所當然的事。

在明治時代，到日本的貝爾茲博士，看到車夫毫無疲態地拉著人力車，眞是感到萬分驚訝。他因而感到好奇，暗忖到底車夫在吃些甚麼，偷偷看一下，更是訝異得說不出話來。原來車夫的便當裡只有麥飯、梅干以及少量的蔬菜和煮大豆而已。

博士說：「吃肉會更有力氣哦！你吃肉吧！」於是，讓車夫吃牛排。但是，車夫反而氣喘吁吁，拉不動車子。車夫說：「老闆，還是麥飯加梅乾、紅蘿蔔乾比較好吃。」車夫就此不再吃肉了。

雖說肉比碳水化合物好，但是精白的穀類是不行的，一定要吃全粒粉或加入麥糠的黑麵包。米則必須吃糙米或胚芽米。

碳水化合物不論是穀類或豆類，都是孕育生命的種子。因此，未精白穀類除了含有維他命、礦物質以外，還有其他未分析出來的成分。而且能迅速消化，不增加腸胃的負擔。能夠整腸，迅速排便，使毒素排出體外，連老舊廢物和公害物都會排除。

再加上碳水化合物不只能迅速熱量化，而且能成為蛋白質，也能轉化為脂肪，當成肝糖儲藏起來，在必要時就能成為力量，是能夠自由變幻的重要成分。我們的祖先雖然不知道其構造，但是卻把碳水化合物當作主食，他們的智慧實在令人非常感動。

＊重視陰陽調和

我從少女時代開始至二十歲左右，都十分肥胖，身高一五二公分，體重六三公斤。罹患結核以後，才開始實行糙米食，而改變體質，開始瘦下來。

通常肥胖是由於飲食生活所造成的，以我的情況而言，我喜歡吃飯，點心、零食都不斷，喜歡用白米飯糰沾味噌吃，主食總是吃一大碗，是個大胃王。

吃大量白米飯，導致礦物質和維他命的缺乏，血液呈酸性。血液呈酸性時，會導致荷爾蒙平衡失調，對各種細胞會造成壓力，對內臟和神經也會產生不良影響。

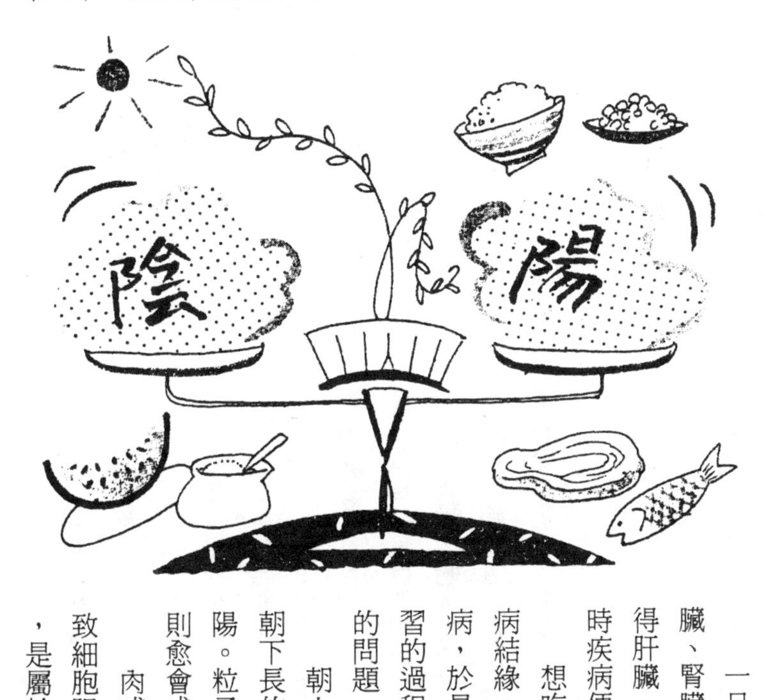

一旦肥胖，不只是荷爾蒙的平衡失調、肝臟、腎臟功能也會減弱，毒素無法流出，而使得肝臟、腎臟腫脹，身體容易疲勞、倦怠。這時疾病便有機可乘了。

想吃就吃，這種任性的生活方式使我與疾病結緣。我想，如果就此下去一定無法脫離疾病，於是開始學習如何轉換自己的根性。在學習的過程中，我發現不只是要重視酸性、鹼性的問題，重視陰、陽也是很重要的。

朝上長的植物因爲面對太陽，所以爲陰。朝下長的植物因爲遠離太陽接近大地，所以爲陽。粒子較小的細胞較細，成爲陽。粒子愈大則愈會成爲陰。陰陽的調和非常重要。

肉或動物性食品爲陽，若攝取過量，會導致細胞阻塞，引起硬化。小魚或鯉魚在陽光中，是屬於溫和的陽。粒子較小的穀類，則是屬於中庸的陽，例如：薏米、小米、紅豆、黑豆、糙米等皆是。

白砂糖、含水的食物、瓜類等，是屬於極端陰的食物。大口喝水也是屬於陰的做法，會使細胞鬆弛，消化液變淡，所以最好適可而止。因此，學習到這些知識以後，我才了解到自然是與規律調和的現象。

剛開始時只是一味模仿，因爲那全是我毫無所知的事。但是，在進食時，我了解到即使不喜歡吃，對我而言這也是重要的事。我告訴自己，充分地咀嚼自然食物，讓其滲入到腦，漸漸地就會變成自己所喜歡的東西了。自從知道以往所愛吃的點心對身體不好以後，這種想法也烙在腦海中，而變得不愛吃這些食物了。

不是突然治好自己的疾病，而是順應自然的規律，不反其道而行，如此才能治好疾病。一旦逆流，就會改變自然的流向。我是透過食物和護理方法而學會了這一點，後來又學了許多能豐富生活與人際關係的方法，終於知道了心是根。

現在，我的體重都維持著穩定狀態，經常保持苗條，可是這並非一蹴可幾，而是迂迴曲折，花了四十年的時間才辦到的。

＊我的實踐營養哲理

我因結核而瀕臨死亡邊緣的時候，藉著糙米菜食得到了救助。使我了解了要順應自然而生。現在，我每天都吃二餐，過著既有元氣，而又繁忙的生活。有的人會問我，究竟我吃些甚麼東西呢？我告訴別人我吃的是糙米菜食，並沒有甚麼特別的秘訣，而實際上也的確如此。

早起時，首先感謝天地自然的恩惠，由於多了一天的生命，而坐在桌前表示感謝之意。早餐時，不吃任何東西，而只喝藥草茶或加入梅乾的茶。午餐在公司裏和職員們一起進食，享受午餐之樂。

主食是糙米撒上芝麻屑；副食全都是自製的菜，做好後分給大家食用，因此各種料理和醃漬物雖然少量，可是都能夠攝取到。即使是不吃糙米的人，但是藉著一天一餐，也能夠擁有元氣。原本很喜歡請假的人，漸漸地也就不再請假了。

午餐擁有足夠的營養，所以晚餐吃得較少，量也較少。在絞盡腦汁寫稿的時候，如果胃部不適，頭腦的運轉也較遲鈍。因此，較適合吃糙米、味噌雜炊或蕎麥皮等較簡單的食物。由於已經養成了不吃零食的習慣，所以在家裡也不吃零食。

我經常要在外演講或旅行，這時一定會帶梅乾與芝麻屑，並撒上一些鹽來下飯。同時，也隨身攜帶枇杷茶來飲用。早餐是梅乾配茶。午餐或晚餐在外吃白米食，則會配梅乾與芝麻，來補充營養。

在說話的時候？如果氧氣的供應不足，很難表達心中的想法。因此，這種攝食方式能使胃空出來，讓血液能輸送至頭腦，使心靈也空出來享受來自宇宙的能量。這時，即使說話說

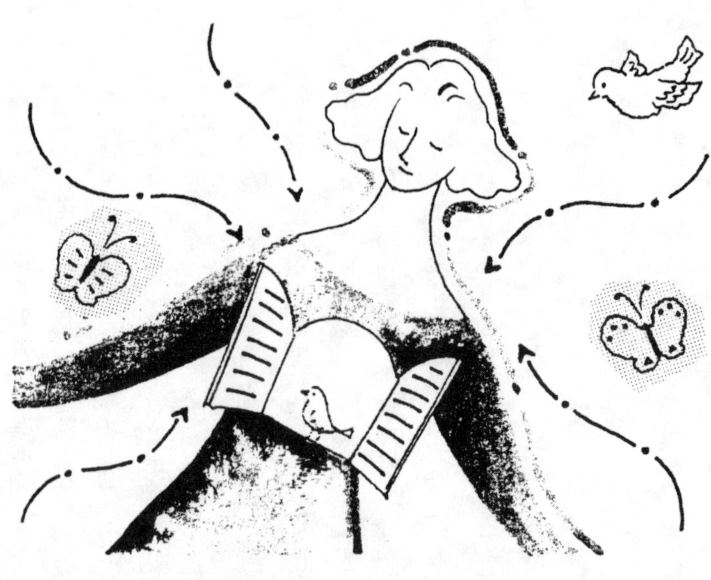

上數個小時也不會疲倦。站著說話需要體力，雖然我的腳力不佳，但是在說話時一邊做深呼吸運動，一邊說話，就是我的自然健康法。

孩提時代，我因受傷而導致足腰骨折，無法長時間站立說話。但是，心靈空蕩一切委任自然，放縱自己的力量，就會覺得自己的精神好像浮在空中，好像能聽到自己所說的話似地。我認爲這是自然力、自然能量的支持。

我的人生之師——推廣在心靈點一盞燈運動的常岡一郎老師嘗言：「物、錢、力、汗、智慧與親切都是經由經驗而得知的。」但是，當我在呼吸時，心靈和每一個細胞都變得空蕩。這時，自然的能量就會進入。

即使不吃，也能藉著由自然所吸收到的養分得到營養的供給。過了六十歲以後，身體多半會日愈衰弱，但是至今我的身體還是很健康。不過，生命是拜自然所賜，所以我不知道自己還能活多久。因此，要趁著有生之年鍛鍊自己持續工作。經常過著不規律，不養生的生活的人，自然連旁人也無法幫得上忙。希望這些人能記住以下的事情：

①利用創造身體的自然力，過著與神經和細胞相連的生活。

②攝取使血液呈微鹼性的營養。

③只攝取必要的量與質，要配合身體的活動方式、運動與狀況而產生變化，因此不必太過拘泥。

④配合身體的自然節奏而生活，如此便能培養敏銳的感覺。

這四項就是我的實踐營養哲學，並不只是書本上的理論而已，而是透過自己的身體，接觸許多人（病人、煩惱的人、健康的人），經由其過程、結果，而觀察枝葉（現象），漸漸地就能掌握到其根源的根（心）。以此爲基礎，從各方面來學習。這就是我們生活的根——向自然學習的的信念。

原本我的身體孱弱，但是卻能巡迴全國，很有元氣地工作。不浪費每一分每一秒，過著忙碌的日子，但是我的心靈仍然擁有餘地，比以前更能培養出敏銳的感覺和感受性，並不是一味追求忙碌，而是講究在忙碌中培養自己的心性。我想只有在快樂的工作中，才能夠鍛鍊出自己的餘裕來。

2 培養分辨自然食物的眼光

*理想的主食——糙米的效用

最近，隨著自然食風潮的興起，吃糙米的人已經增加了。這是很好的傾向，但是這些人只不過是追求時尚而已，所以自然不可能持之以恆。

要了解何謂糙米食，首先必須了解糙米與白米的不同。其成分的差異，如次頁的表所示。

由表可知，糙米與白米相比，擁有更豐富的維他命類，還有許多礦物質、脂肪、蛋白質，以及其他尚未分析出來的未知成分。白米是去除米糠而得的精白米，營養幾乎完全流失了。

糙米中含量較多的維他命B_2，是有助於成長的成分。對於小孩的發育而言，是不可或缺的。維他命D則是強壯骨骼的因子。最近小孩罹患骨折或蛀牙的情形較多，這是由於白米食、甜點、可樂類、果汁類攝取過量，導致維他命D不足之故。

《糙米的剖面圖》

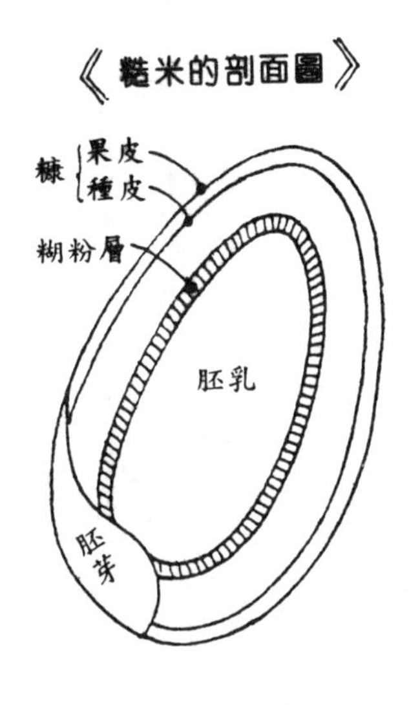

糙米與白米的營養比較
（相當於100g）

成　分	糙　米	白　米
蛋白質	7.4g	6.8g
脂肪	3.0g	1.3g
碳水化合物	71.8g	75.5g
鈣質	10mg	6mg
磷質	300mg	140mg
鐵	1.1mg	0.5mg
維他命 B_1	0.54mg	0.12mg
維他命 B_2	0.06mg	0.03mg
菸酸	4.5mg	1.4mg
熱量	351kcal	356kcal

根據科學技術廳資源調查會編
「四訂日本食品標準成分表」

由此可知，糙米的確是能產生優秀生命力的主食，相信各位已經能夠了解這一點。

很久以前有位學者說，糙米中含有大量農藥，所以不宜食用。很多人因此而感到迷惘，所以不敢食用。可是，如果這是事實，則在糙米食者中，應當會有人受到農藥之害。但是，卻從來不曾聽說過這一類事情。

相反地，藉著糙米之賜而排除農藥、化學藥品、公害物質、放射能等之害的人非常多。

以科學的觀點來看，這是由於糙米所含的肌醇六磷酸具有解毒作用所致。肌醇六磷酸具有與放射性物質、水銀、重金屬等結合，而使其排出體外的作用。

另外，像r穀維素成分能夠使自律神經自由地發揮作用，不會吸收對身體不好的東西，而會利用嘔吐與下痢的方式排出，藉此保護身體。

這威力是白米與強化米所不具有的。當然，也是加入添加物的速食品所沒有的。配合天然，擁有自然營養的自然食物的偉大尊貴就在於此。

當然，也不必操之過急，認爲要從今天起就吃糙米。要在一開始時就吃糙米，可能會太過勉強，因此可以從二分搗米、五分搗米開始實行。胚芽米由於留有一半的胚芽，所以比白米更好。

此外，黑麥、薏米、小米等成分不亞於糙米，煮來食用有益於健康。這些食品可以煮成香噴噴的飯，再撒上炒過的香芝麻，加一點鹽調味，就可以成爲理想的健腦食。

此外，爲了要好好地享受剛做好的菜餚，所以也要佈置一張美麗的餐桌，毫不勉強地吃糙米食較好。

*創造生命的鹽

由於鹽攝取過量，對身體並不好，這知識廣爲人知，而造成了敵視鹽的傾向。但是，實際上鹽並非不好的東西。所謂「地鹽」，即說明鹽是生命中不可或缺的東西。沒有砂糖還可以生存，沒有鹽即不能生存。

不只是人類，牛、馬也是相同的情形。放牧在高原上的牛、馬，如果每一週不舔一次鹽就會死去。

近來，這麼重要的鹽卻不爲人所重視。一般市售的鹽已經失去了昔日的鹽味。

昔日鹽田所製造出來的鹽，現在是由工廠製造出來。透過離子交換機製造出來的鹽，如：鈣、鎂、鉀等重要的礦物質，全都被去除，精製成純度九九·八％的精製鹽，成爲一種名爲NaCl（氯化鈉）的物質，與眞正的鹽是不同的。

也許你會認爲缺乏礦物質，可以從食物中攝取。但是，配合自然的東西，畢竟是人類的智慧所不及的。營養學所不了解的微量未知成分，在自然食品中含量較多。而且，能夠進行食物的調和，這種相輔相成的作用，才能夠孕育出人類的生命。

攝取失去礦物質的鹽，給予細胞必要以上的刺激，神經會變得焦躁。這麼一來，對性格也會造成很大的影響。

因這問題感到困擾，而希望做出好鹽，貢獻給國民的人，製造了許多好的自然鹽。天鹽、伯方鹽等自然鹽，在自然食品店，或是超市的自然食專櫃都有販賣。雖然其價格比市售鹽高一些，但是最好是使用此良質鹽。

＊全白的砂糖不好

全白的精製鹽對人體不好，而全白的砂糖也一樣對身體不好。

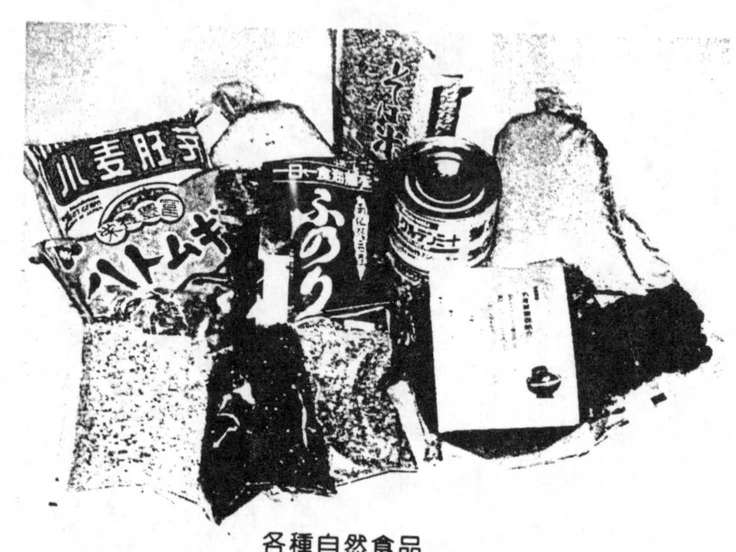

各種自然食品

白砂糖是從甘蔗的糖液中，去除了維他命或礦物質等部分，加以漂白而做成的。此外，還製成方糖等全白的砂糖。

冰糖就是將白砂糖溶於水中，擱置數日，做成濃度較高的糖，也是白砂糖的同類。從製造白砂糖剩下的糖液中，可以製造出中紅砂糖、三溫糖、中白砂糖等，這其中還殘留著維他命與礦物質，雖然比白砂糖好，但是仍是屬於酸性的。

白砂糖會使血液呈酸性，並消耗體內的鈣質與維他命，對孩子而言，是最不好的。

利用甘蔗榨汁，直接濃縮而做成的黑砂糖或蜂蜜，含有豐富的維他命、礦物質，而且是屬於鹼性的。適於成長期中的孩子，並且作爲甘味料。

不過，有一些蜂蜜是添加漂白劑或添加物

的稀糖水混充的。在購買時要注意品質，購買沒有雜質的純品。

＊要常攝取蔬菜、野草

要求取均衡的飲食生活，蔬菜類是不可或缺的，而這其中最重要的是，胡蘿蔔、南瓜、深色的葉菜類等，還有牛蒡、蓮藕、蘿蔔、蔥類、芋頭等根菜類。

深色的蔬菜含有維他命A、B1、B2、C，根菜類含有豐富的酵素與礦物質，二者必須要好好地配合，每天出現於餐桌上。

萵苣、小黃瓜、番茄等，是可以簡單生吃的食物，雖然含有維他命C，但是這些營養是不足的。就量而言，以生菜沙拉爲例，雖然吃起來很多，但是實質攝取的量卻很少。

另外，還有一些我們平日視爲雜草，而不屑一顧的野草，實際上都隱含著豐富的自然力。艾草、蒲公英、車前草等在路上會看到的野草，吃起來非常美味，而且具備各種藥效。在我生病而瀕臨死亡時，就曾得到這些藥草的救助。

通常，艾草可以做成艾草丸子，裹上麵衣炸來吃，眞是非常可口。蒲公英葉也可以炸，或是涼拌、佃煮，根可以像牛蒡一樣，做成金平蒲公英，有各種利用方法。車前草嫩葉可以涼拌芝麻，而炸來吃也別有一番風味。

其他如佃煮、筆頭菜、涼拌山蒜、雞兒腸飯等，費點工夫，可以做成很多的野草料理。

不需費分文，就可以做出美味而有益健康的野草料理，使其融入飲食生活中，享受豐富的季節之香。

*土壤孕育植物的力量

不過，我國的農地已是瀕臨疲憊死亡的邊緣。原本泥土是土中的細菌，而以排出的排泄物當成肥料，屍體當成養分，製造出肥沃的有機質團粒構造，藉此來孕育植物。但是，現在為了提早收穫，而大量使用化學肥料，結果使得泥土中的細菌無法繁殖。

喪失活力的土會使害蟲發生，為了防止而使用農藥，結果就陷入惡性循環中。

為了脫離這種惡性循環，現在在各地的生產者與消費者聯手，提倡回歸自然農法的運動，到處都可以見到處理自然農法的蔬菜之自然食品店與消費者團體。

經由買方與賣方的合作，使瀕臨死亡的大地復甦，這並非夢想。我想為各位介紹在日本千葉旭市的「旭村」這無農藥的有機農法團體，所生產出來的米和蔬菜、蛋。

既然泥土不行，現在在超市的蔬菜賣場可以看到水耕蔬菜。可愛的白蘿蔔、番茄、小黃瓜、萵苣等，終年都可以看到的蔬菜，看起來十分美味可口。但是，這是否眞是蔬菜，實在值得深思。

沒有泥土，而只是用水，就可以栽培出番茄和小黃瓜。這是加入了化學的科技，利用人

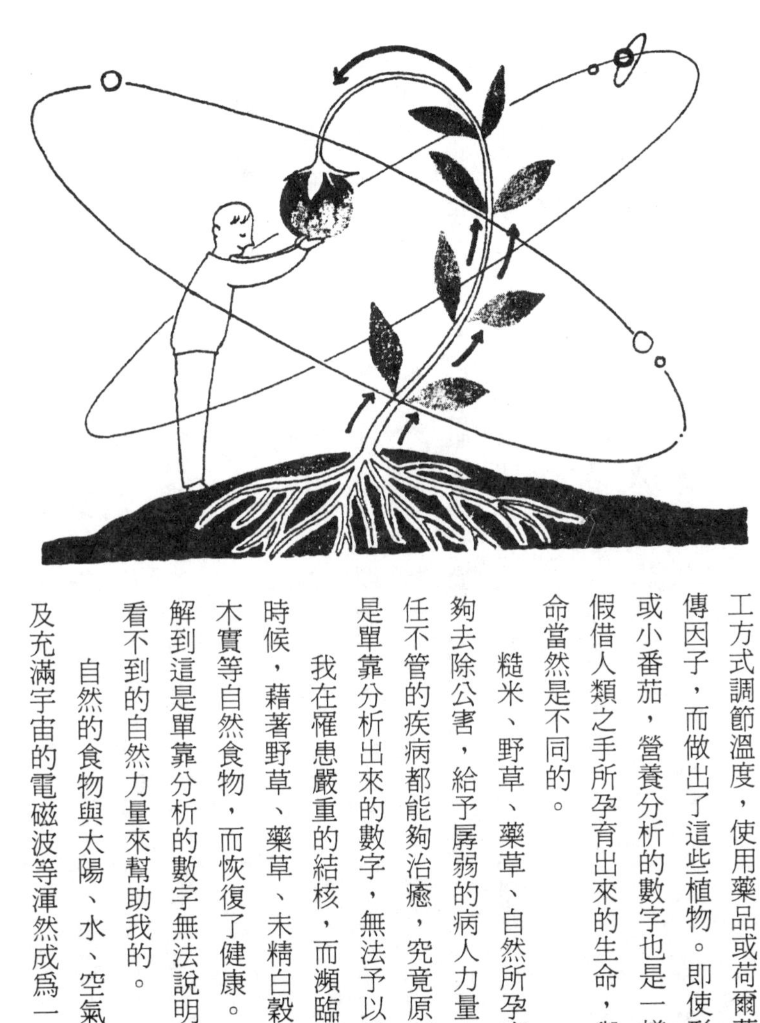

工方式調節溫度，使用藥品或荷爾蒙劑操縱遺傳因子，而做出了這些植物。即使形狀像黃瓜或小番茄，營養分析的數字也是一樣的，但是假借人類之手所孕育出來的生命，與天然的生命當然是不同的。

糙米、野草、藥草、自然所孕育的蔬菜能夠去除公害，給予孱弱的病人力量，連醫學放任不管的疾病都能夠治癒，究竟原因何在？這是單靠分析出來的數字，無法予以說明的。

我在罹患嚴重的結核，而瀕臨死亡邊緣的時候，藉著野草、藥草、未精白穀類、草實、木實等自然食物，而恢復了健康。這時，我了解到這是單靠分析的數字無法說明的，肉眼所看不到的自然力量來幫助我的。

自然的食物與太陽、水、空氣、大地，以及充滿宇宙的電磁波等渾然成爲一體，隱含著偉大的力量。這是遠超過有限的人類智慧和力量無限的絕大力量。

在沒有泥土或太陽的工廠大量生產的蔬菜，或是經過化妝的蔬菜，出現得非常多。經漂白的牛蒡、蓮藕、豆芽菜；以及爲了不使其發芽，而照射放射線的馬鈴薯；看似色彩鮮艷的著色甘薯，對身體而言，這些根菜類並非好的東西。希望各位小心謹愼地仔細挑選。

*肉食是體力來源的迷信

在我們的飲食生活中，有很多人認爲肉食是重要的體力來源。尤其是在成長發育期間的小孩與運動選手，爲了使身體強壯，創造重要的體力，因此會有吃很多肉的傾向。

在日本的山梨縣上野村棡原地區的長壽村，持續進行研究的古守豐甫醫師說：「最近，我的醫院也有這種情形，由於心肌梗塞而被擔架送到醫院的患者增加了。心肌梗塞與糖尿病增加的最大原因，是由於戰後飲食生活的現代化與歐美化。」這無異是爲現代美食飽食的世界敲響了一記警鐘。

此外，東大農學部的光岡知足教授，是研究腸內細菌的大家，他說：「以往，人類認爲不以蛋白質爲食物，就無法生存。現在，這想法應該重新評估了。」

法蘭西斯．札比耶爾神父初次踏上日本的土地，對於日本人的飲食生活深受感動，在寫給本部的信中，是這麼說的：

「日本人不會屠殺家畜，也不吃肉。有時候吃魚，不過幾乎都是吃米麥飯或雜糧，而且量非常少，除此以外，攝取一些豐富的蔬菜、野草，也吃一些水果。但是，日本人的智慧眞是令人感到驚訝。人類藉著少許的食物，能夠充分保持健康，日本人就能夠證明這一點了。」

正如札比耶爾神父所言，昔日日本人幾乎不吃肉，而且非常健康，擁有敏銳的直覺，成爲優秀的民族。現在，在這世界上幾乎所有的長壽者都不吃肉。

我到南美的比爾卡邦巴和蘇聯的格爾吉亞這二個擁有百歲以上，仍然很有元氣地生活的長壽者的地方進行調查。發現他們幾乎都不吃肉，所以被視爲是體力的來源的肉食迷信，有必要改正了。

再加上最近肉食用的家畜飼養，爲了提高經濟性與效率，不使其運動，而利用塡鴨式的方式來飼養。

藉著餌食能夠加速家畜的成長，配合高蛋白質、高熱量的配合飼料，並投有大量的抗生物質與荷爾蒙劑。因此，送至食肉檢査所半數的牛與八〇%的豬，肉和肉臟都產生了病質。

發育旺盛的孩子，如果突然要他不吃肉，可能會很困難。但是，不論在飼料或投與物方面，都講求安全的管理，這是必要的措施。

*海藻是來自海的贈禮

從昔日起，日本就以各種海藻爲主食。這是非常合理的事情，是值得誇耀的傳統。海藻的鹼性度較高，具有能夠將不能殘留在體內的毒素排除至體外的作用。海藻含有豐富的碘與礦物質，能促進新陳代謝、淨化血液、使細胞活性化，進行荷爾蒙的平衡調整等。

昆布、裙帶菜、羊栖菜、海苔等，具有不同的烹調方法，應該一天吃一次。

海藻具有各種不同的特質，如：昆布含有豐富的維他命A，能夠促進血液循環，有助於荷爾蒙的作用，防止血管硬化。裙帶菜則含有甘露醇這種糖分，碘的含量也比其他海藻多，能強化腸胃的功能。裙帶菜滑滑地，據說具豐富的營養。

羊栖菜堪稱鈣質之王，能給予細胞活力，而使全身充滿活力。海苔則含有維他命B_1和豐富的蛋白質。海苔和裙帶菜用火烤成細的海藻，給予斷奶期的嬰兒食用也非常好。

從孩提時代起，就要培養良好的飲食習慣，長大後就會成爲其喜好。從孩子小時候起，就要培養其喜吃海藻的習慣，要多花點心思來調理。

當然，目前大量進口的海苔中，有很多都加入了著色料、香料，以及產生光澤的添加料。一些帶有味道的海苔，則添加很多的化學調味料與著色料。

這些東西不只是不好吃，而且其色素對肝臟有不良影響，必須要注意。一些著色的食物浸泡在水中時，就會溶解出顏色來，一看即可辨別。

＊培養分辨眞品的眼光

最近，有個朋友在學做麵包，拿來自製的酵母麵包給我試吃。看似美味的麵包，卻是用全白的粉做成的。

我對這位朋友說：

「即然是自製麵包，就要避免用全白的粉，而要使用加入麥糠的粉。如果是白粉，就要用胚芽或糙米粉來補充，多下點工夫，就可以製出更健康，並具有內容的好東西。要重視生命，不正是自製食品的妙味嗎？」

當我這麼說時，這位朋友回道：

「可是，這粉是北海道自然栽培而成的。無農藥是品質最佳者。這是教導我的專業人士告訴我的，而且他說如果不使用這白粉，膨脹度就不對。」

自然的小麥粉就有如小麥的肌膚一般，剝去外皮時，也不是全白的，而呈淡茶色。如果是全白，則白已經過漂白，或是剝去很厚的外皮，只剩下心的部分，所以不是自然粉。

學習自製食物是很好的，但是卻忘了根本，而受到他人言辭的慫慂。好不容易地想要回歸自然、重視自然的恩惠而自製食品，但是卻做出喪失生命的食品，這根本是反其道而行。

到印度去旅行時，吃日本的麵食，擁有自然的粉色和小麥香，眞是非常可口。

全粒粉當場用石臼搗碎，做成的麵食，充滿令人懷念的自然風味，大家都能體會到這種自然眞實的味道。沒有眞正吃過這種好東西的人，當然無法體會到這種自然的滋味。

另外，我有個朋友去參加味噌講習，演講者說製作味噌不要使用木桶，而要使用塑膠桶較好。聽說使用木桶會使木頭的味道滲入味噌的成分中，所以不好。許多人在聽了這場講習以後，都深感有理而去購買了塑膠桶。

這位朋友雖然覺得有些懷疑，但是也不知說如何是好，所以就聽從所謂專家的建議。後來發現自製講習會是由塑膠廠商所贊助，所以趁此機會大肆宣傳，但是待發現時，已經太遲了。

那麼，是不是任何木桶都可以呢？實際上也不是如此。這種進口木材在搬運過程中，如果遭到蟲害，商品價值會降低，因此會利用防蟲劑或防腐劑來處理。利用這種木頭所造的桶。當然會產生問題。因此，一定要了解桶的出處，再進行選購。如果覺得使用木桶並不安全，不妨使用缸製容器。

目前，時下的一般人都只追求外表，只考慮購買流行商品。如果想要重視生命而生存，就必須要知道如何分辨何謂根本的道理、何謂眞正的東西，以及何謂自然，還有眞正的生命是否能在此躍動，因此必須努力地學習。

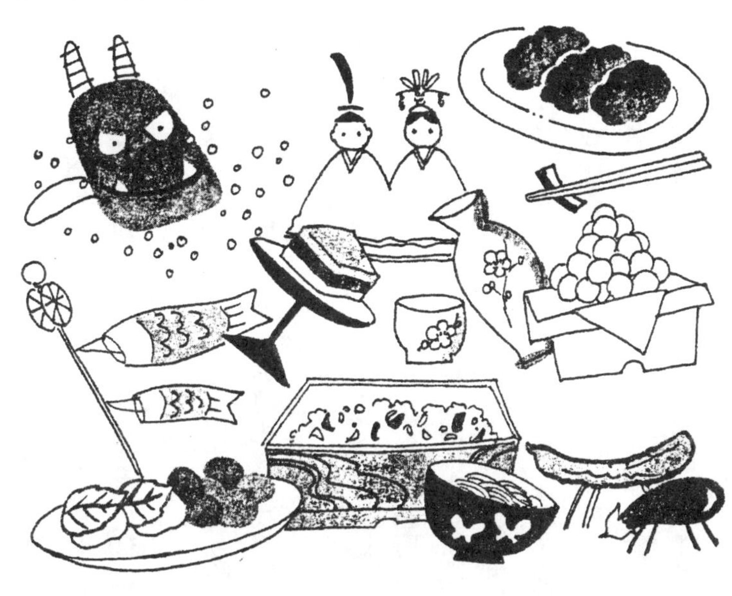

＊行事食是心靈的故鄉

回顧孩提時代四季的行事，以及當時所吃的東西，至今仍覺得歷歷在目，這一切有如至寶，仍令我覺得懷念。

在日本，一年內有正月、各種節氣、女兒節、五月五日的端午節、七夕、中元節，有一些極富傳統風味的行事。孩子也能衷心享受這些行事，而充滿了期待之心。

節分為用於區分冬天至春天的季節之用。這一天，父親要很早回家，然後威風凜凜地大聲叫道：「福在內，鬼在外。」在家門內外撒豆。在幼小孩子的心靈中，看到父親的姿態，會認為是一種驕傲，自己的父親是世界最好的。

撒完豆以後，大家一起鑽入被爐中，在那

兒吃著福豆。直到現在，這光景仍好像溫暖的燈火樣，映照在我心中。

我生長在東北，因此在三月女兒節時，戶外冰天雪地。可是，坐在裝飾在緋紅祭壇前的玩偶前面喝著甜酒，臉頰都被染成了桃紅色，讓人覺得春天已經來到了，充滿了無限喜悅的心情。

在彼岸節時，要把親自製作的飯糰獻給祖先。看到母親忙碌地在捏飯糰，覺得她的手真是非常巧妙。而且，有時候母親會讓我們舔飯糰的豆沙餡，或是讓我們幫忙，眞是覺得非常好玩。

五月五日端午節，東北的遲春也來臨了，各色的花朵競相盛開。在陽光普照的河堤或草地上，已經冒出青綠的嫩芽來。端午節時我們家不是使用柏餅，而是用艾草做成草飯。新鮮野草香的草餅（也許就是現在的糙米草餅吧！）和母親的笑容，是我最喜愛的東西。

中元節時，燃燒著熊熊的烈火，迎接祖先的到來，想到疼愛我的爺爺會乘著這煙和火回來，胸口一熱，不禁以雙手合掌，在那兒膜拜著。

供奉祖先愛吃的食物、壽司或涼麵，大家一起進食，這樣的日子十分悠閑。這時，在幼小的心靈中，似乎也感受到悠久連綿不斷，肉眼所無法看到的世界。

在傳統的節日中，有傳統的飲食，如此才能孕育出快樂而豐富的記憶。

在忙碌的社會中，這種家庭中的行事已經漸漸地銷聲匿跡了，也無法敏感地感受到季節的轉變了。即使有舉行慶典，也很難吃到配合季節的食物了。

不論是糯米飯糰或柏餅，只要外出到街上去，都能夠買到。對於已經吃慣了冰淇淋、巧克力或蛋糕的孩子而言，恐怕根本不知道傳統飲食的風味，實在令人感到遺憾。

應節的食品不只是風味絕佳，易於入口令人懷念，也傳達了我們的祖先所孕育的合理的智慧。例如：在節分時所炒的豆，是爲了鞏固牙齒，並藉著充分咀嚼，能夠充分活動太陽穴，使下顎發達。對腦也能產生連帶的影響，而培養敏銳的感覺。

「驅逐心鬼，藉著豆而成爲智者，只要快樂地生存，福神就會進來。」想到當時擁有一口漂亮牙齒的父親所說的話，令我不禁想起炒豆的風味了。

在女兒節時所喝的甜酒，能夠使身體溫熱，預防這時期所容易罹患的感冒。艾草葉豐富的維他命或礦物質，也能夠補充冬天所缺乏的營養，準備接受暑日的來臨。

幼年時，享受一年內節慶的樂趣，吃著美味的應節的飲食。在此，有不可忘懷的祖先之心與自然的體貼，因此這傳統的尊貴應連綿不絕地傳承下去。

3 延伸至餐桌上的食品添加物與農藥

＊一天的飲食中，攝取了多少食品添加物？

現在的情況和以往已經大不相同，時人再也不能以自給自足的方式來供應自己的飲食。實際上，不必每天做飯菜或購買食品。這二、三十年來，連購買物品的方式也有很大的改變。不久以前，經常可以看到家庭主婦大清早就提著菜籃到菜市場去，買魚、肉、青菜或豆腐。很多人等著豆腐店的老板按喇叭，告知豆腐和油豆腐已經做好了。

現在，個人商店已經非常少，不論是在都市或鄉下，大型商店都擠滿了客人。銷售的食品大多是用袋裝或發泡保麗龍裝著來賣。

這方式有助於方便販賣，而買者也不必提著一籃子的菜，就能夠買到很多東西。在大量生產、大量消費的時代，購買的食品是在甚麼地方，以甚麼方式所製造出來，完全一無所知，但是也認爲這是理所當然的事情。

無可否認地，在方便與便利的前提下，我們的飲食生活的確背負著很大的不安。這一類大量生產、大量銷售的食品，爲了保持其鮮度，毫無例外地使用了許多添加物。

目前在日本，化學合成食品添加物共有三百三十四種，而其中經厚生省批准使用的，在一天的飲食中，恐怕會吃掉七十種添加物。雖然是經許可使用，但是這些添加物是絕對安全的。

而且每天把七十種，以量而言爲十公克以上的添加物攝入體內。長時期以來，會因爲何種相互作用而產生甚麼害處，我想這是沒有任何人可以預料得到的。

現在試著來看一看標準的一家四口——M先生、M太太、就讀中學三年級的P女、就讀小學的Q男，在一天的飲食中，到底吃了多少添加物。

早上大家一起坐在餐桌前，父親、母親共同食用傳統食品，即飯與味噌湯（味噌使用變色防止劑、保存料）、佃煮（人工甘味料、著色劑、鮮艷劑、保存劑），以及小魚乾（漂白劑）。

P女和Q男喜歡吃麵包，今天早上吃的是麵包（小麥粉改良劑、膨鬆劑、離型劑），塗上人造奶油（乳化劑、氧化防止劑），還夾上萵苣和火腿（發色劑、結著劑、著色料、氧化防止劑），喝著果汁牛奶（人工甘味料、香料、著色料）。吃完早餐以後，上班的去上班，上學的去上學，母親則在家中洗衣、打掃。到了中午，母親自製烏龍麵（烏龍麵粉加上漂白劑，高湯加入化學調味料，魚糕加入結著劑、著色料、保存料、化學調味料）作爲午餐。

傍晚時分Q男在學校練足球，練得一身疲累回來。他因爲口渴，而想要喝果汁（人工甘味料、酸味料、維他命C強化劑、香料、保存料）。

P女回來後，打開冰箱，看到冰淇淋（乳化劑、合成糊料、香料、著色料、甘味料）。今天，父親難得提早回到家，而表示想在家中喝一杯（酒中有加入清澄劑、保存料、除臭劑），小菜是小魚乾（氧化防止劑）。

晚餐是燒肉（發色劑）與沙拉（沙拉醬中，加入了糊化劑和保存料），還有豆腐湯（凝固劑、消泡劑、保存料）。P女在燒肉上塗上番茄醬（著色料、甘味料、糊料、保存料）和醬油（化學調味料、保存料）來吃。

晚餐以後，各自回到自己的房間裡溫習功課。到了晚上十一點鐘，P女覺得肚子餓，而沖泡速食麵（漂白劑、防腐劑、糊料、氧化防止劑、品質提昇劑、化學調味料、增量劑）來裹腹。

由此可知，各種各樣的添加物已經延伸至餐桌上了，而在這些添加劑中，最常被使用的磷酸鹽，今天在M先生一家的食物中，就出現在火腿、魚糕、果汁、冰淇淋、速食麵等食物中。自然食品中所含的磷，是礦物質的一種，對身體而言是必要的。如果攝取過量，會與體內的鈣質結合，隨著尿液一起排出，會使血液污濁。化學合成的物質能使孩子的體格看起來壯碩，但是卻缺乏持久力，很容易骨折。這是由於加工食品氾濫，致使磷酸鹽攝取過剩所造

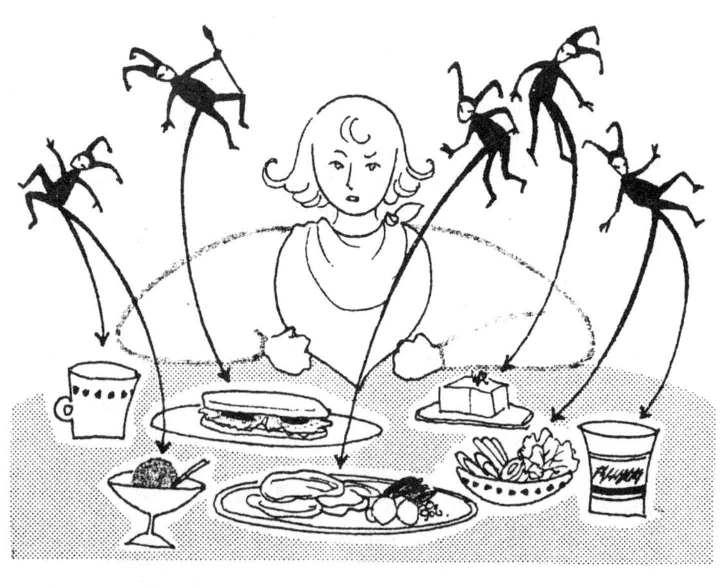

成的。

也許，有人會認爲食品添加物實在是很可怕，因此即使是少量放入，應該也不可以吧！但是，如果因爲害怕食品添加物，而過著戰戰兢兢的生活，這實在是愚不可及的。

如果知道食品添加物不好，而改變一味追求講究便利的生活的態度，這才是最重要的。

＊進口水果和農藥

如果到超市的水果賣場或一般的水果攤販處去看，你是否會發現各種色彩鮮艷的水果，看起來新鮮而美味，拿起來一看，才能發現原來是進口水果。

以往罕見的水果，如：橘子、檸檬、櫻桃、草莓、香蕉、奇異果等進口水果，現在已充斥在我們四周了。

但是仔細想想，水果是活生生的東西，採收以後裝箱，用船載運以後，經過長途的旅途，貯存在港口的倉庫，透過流通機構，而陳列在店面。在這段期間，水果能夠不腐爛，而又保持其鮮度，豈不是很奇怪？

爲了預防水果在長程的旅途中發霉與腐爛，所以在採收後，會在水果上撒上農藥，進行各種防腐保存處理。所使用的農藥可能是未經國內許可的，但是在進口以後，卻未予以檢查。

以加州檸檬爲例，觀察其處理過程，其報告如下：

1. 洗淨與消毒

沾上碳酸蘇打或次鋅素酸蘇打液後，再浸泡在三十二～四十八度的碳酸蘇打液，或是OPP（防止生病、發霉的防止劑）中二、三分鐘，然後用水沖洗掉。

2. 貯存上蠟處理

添加OPP、TBZ、2－AB（這也是防止疾病或發霉的防止劑）中的一種，然後打蠟。

3. 泡沫洗淨

從冷藏庫中拿出檸檬，挑出已腐爛者用水洗淨。然後，再添加OPP一～三％添加液的泡沫中洗淨。

4.運輸打蠟處理

再度進行2的貯藏用打蠟處理。

5.裝箱

在防震箱上下，各插入滲入聯苯的紙一張。每二十公斤放五公克的聯苯。重複實施上述的藥劑處理，再進口至國內。超市會堂而皇之地貼上「這水果添加了經厚生省認可的OPP、TBZ」。不過，即使獲得政府的認可，不健康的食品還是不可以購買。

OPP與TBZ是未經政府許可的防腐劑，而在美國的貿易壓力之下，只好勉強允許使用這種防腐劑。這是近乎毒物的防腐劑。如果國民有此自覺而避免購買，則不可能賣出的東西，就不會再進口了。我們的健康不可以成為想要達到農產品自由化的政治手腕之犧牲品。

＊一〇〇%天然果汁與罐裝水果

最近，不論到哪裡去，都可以看到果汁自動販賣機林立。在車站、繁華街道、店面、公共設施，以及住宅的小巷都有設置。覺得喉嚨乾渴的時候，比起到餐廳裡去喝飲料更為便宜、更能輕鬆地飲用。

外出時，孩子想要喝罐裝果汁，要選擇一〇〇%的果汁或一〇〇%的天然果汁呢？也許很多人都會認爲一〇〇%的果汁會較好。

在此，所謂的天然，應是一〇〇%無添加物之意。但是，時下所銷售的果汁眞能做到這一點嗎？這實在令人感到懷疑。

即使是天然果汁，然而當成原料的橘子或葡萄，是否由農藥或化學肥料所培養呢？可供生吃的橘子，消費者可憑肉眼來確認，但是如果是果汁，情況就不一樣了。

利用不能生吃的腐爛柑橘，或是有病蟲害與生霉現象的橘子製作成果汁，的確是一〇〇%的天然果汁。也許並非全都如此，可是有許多果汁都是以這方法做出來的。

現在，隨著柑橘的自由化，果汁類也變得自由化。但是，這與生鮮水果的情況不同，加工製造的是否安全，很遺憾地並無法確認。像當成原料的蘋果或橘子，仍殘留著引發癌症與神經障礙的農藥。

美國的食品醫藥品局（ＦＤＡ）與環境保護局從一九八六年起，進行爲期二年的殘留農藥之調查研究。包括蘋果、柑橘在內，針對二十七種水果與蔬菜一萬二千件，調查其中含有二十三種農藥的殘留程度。

結果，發現就學前的幼兒以體重比而言，吃了六倍於大人的水果時，致癌的危險性比大人更高。實際上，孩童的致癌率有逐年增加的趨勢。

另外，我們所說的一〇〇%天然果汁，如果是用水果榨出來的果汁，甜味會不足，因此會添加三十公克的白砂糖。不只是果汁，像汽水或可樂等清涼飲料，也加入三十公克左右的天然砂糖。一旦孩子想喝就讓他們喝，會造成糖分攝取過量。

冰冷後飲用的果汁，不會感受到強烈的甜味，成年人大多會忽略了這一點。不過，希望各位記住，罐裝果汁類所放入的砂糖，等於一個蛋糕的砂糖。

一直說了一些不好的事情，那麼罐裝水果又如何呢？罐裝的橘子已經完全去除了外皮，但是到底是如何去除的呢？

以前，熟練去除技巧的女人們，會使用小竹板挖出果肉來，這需要費時與下工夫。於是，開發出能夠輕易去除果肉的外皮，使用藥品來溶解的方法。

這藥品是向來被視爲劇毒的硫酸與鹽酸。沾上硫酸或鹽酸四〇%的液體，就能輕易地使柑橘的外皮溶解，而這劇毒竟然被允許當作食品添加物，實在令人感到驚訝。

雖然其附帶條件爲最終製品上，不能殘留著硫酸與鹽酸。但是，罐裝橘子或罐裝果汁的加工工廠，一天要處理數萬個橘子。這時製品中是否殘留硫酸與鹽酸，究竟要由何人、在何處，以何種方法來檢查，以便確認呢？

不只是橘子，像白桃、黃桃等罐裝食品，剝皮的過程也是以相同的方式來處理，各位一定要牢記在心。罐裝水果也加入了相當量的白砂糖，和罐裝果汁一樣，必須要注意。

最安全的還是使用自然栽培的原料，親手榨成果汁，像梅、葡萄、草莓等可以安心使用

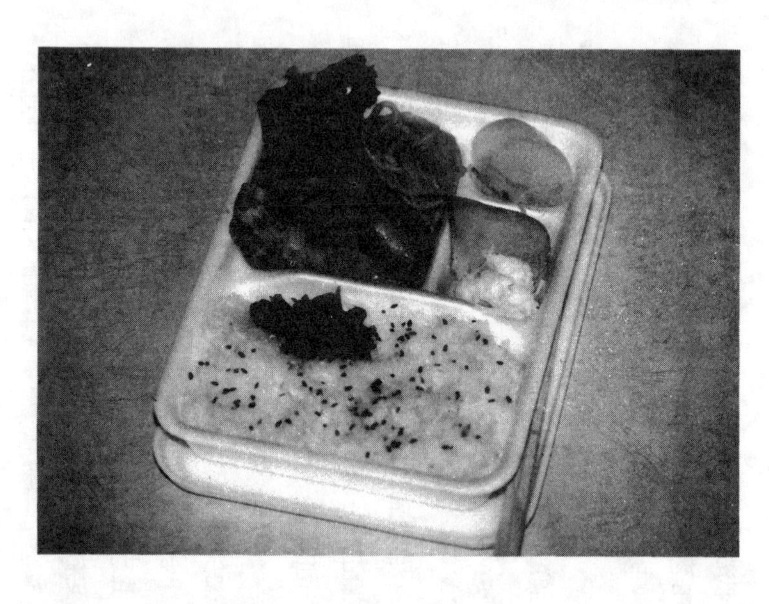

的材料，加上蜂蜜，就可以製作成美味、安全，而又健康的飲料了。

＊便當中的飯是香噴噴的嗎？

某位家庭主婦到便當店去打工，結果受不了良心的呼喚，而辭職不做了。因爲便當的內容吃了只會使人變成藥罐子。

對於吃便當的人而言，看到熱騰騰的飯，眞是垂涎三尺。這也是自助餐店如雨後春筍林立的原因。而且，價格又便宜，因此才能擁有許多顧客。

但是，仔細一看，就會發現便當中添加了許多食品添加物與化學調味料。

便當中的飯看起來彷彿是熱騰騰、香噴噴的飯，但是實際上並非如此。許多食物都是添加了防腐劑與鮮豔劑，看起來才可口。這是爲

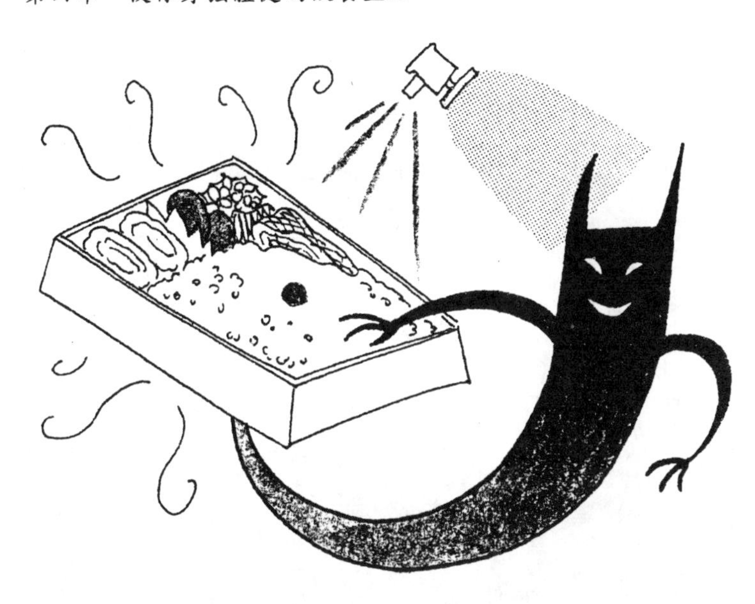

了要使飯隨時保持光澤，看起來好像剛煮好，香噴噴的飯一樣，而略施的小技巧。

家庭主婦認為購買便當既方便又有營養，認為不在自家中烹調美食，外出打工也無妨，如果來不及做飯覺得麻煩，只要為家人買便當就可以了。但是，這卻是不當的做法。

也許，能夠很快就填飽肚子，可是卻填塞了不必要的東西，而使血液污濁，細胞貯存垃圾，氧無法送達至腦，直覺力遲鈍，無法做明智的判斷。

吃了這些東西，無法成為具有親切感的人。孩子也不可能成為好孩子，無法努力用功。即使你嘮嘮叨叨地，孩子也可能充耳不聞，而無法產生出幹勁或能量來。

大家圍坐在餐桌上，展露溫柔的笑容，看著能令人覺得心中泛暖意的湯，冒著騰騰的熱氣。一家人藉此去除疲勞，重新得到活力，充滿了希望，努力於工作和學習上。餐桌是希望之泉。如果忽略了餐桌的營養，就無法培養出眞正的生命。

＊自然農法與化學農法

前些日子，有幸聽到一位四十年來，一直研究自然農法，以堆肥培育米的人士所說的話。

「從事農業，每天都從植物那兒學到許多事情。以自然農法培育的作物非常強壯，能夠抵抗病蟲害，不必使用農藥。在此之前，花了十年的時間來製作泥土。在成長的過程中，挖出稻根來研究，而了解到自然農法的稻根，會產生很多較長較細的根。可是，用化學肥料孕育出來的根較粗較短而又脆弱。沒有鬚根，經常會斷裂。因此，根容易倒下莖也非常脆弱。

這二種米分別放入不同的瓶中倒入水，使其腐爛。結果發現用自然農法培育的糙米，會產生如甜酒一般的芳香，會出現白色的發霉物質。另一方面，用化學肥料培育的糙米，會有撲鼻的惡臭，而且會形成黃色或略帶黑色的物質。煮糙米飯來吃時，就會產生這些差距了。即使是相同的糙米，味道、營養、風味卻截然不同。

蔬菜與豆類也是相同的情形。以自然農法培育出來的蔥，從中間部分剖開，會流出黏液，而用化學農法培育的蔥，則非常乾爽。而且，蔥的風味與營養也有很大的差距。水果也是

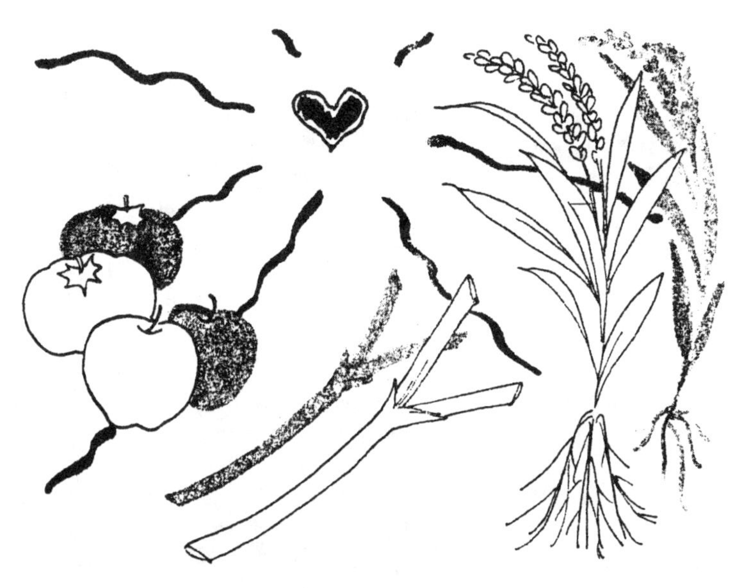

如此，用化學肥料培育的水果，看起來碩大，外觀也很漂亮，非常豐潤。但是，甜味、芳香與風味都不足。

每天在田裡觀察這些情形，放聲大叫道：『你要很有元氣地成長哦！』即使什麼也不做，而只是如此大叫，生長的方式也會不同。有時候非常忙碌，隔了二、三天忘了去看它們，就會明顯地感受到生氣完全不同了。植物也有生命，如果對它說話，它也會好好地傾聽與回答。」

聽到這番話，我覺得植物和人類一樣，要用情愛好好地來孕育。

不過，我認為使米腐爛，產生味道與發霉狀況不同的情形，對方說得很有道理。那是因為從農家所製作的味噌發霉物質中，發現了具有致癌性的有害菌。

對人體的健康而言，自然發酵的自製味噌是很好的食品。昔日的餅或味噌的霉吃了也無妨，甚至還可以當成藥。因爲能培養出氧氣與有效菌，所以是健康的東西。盤尼西林的根源，就是由自然的霉菌中所發現的。

那麼，自然發酵的味噌何以會長出有害的霉呢？其原因在於化學農法。

自古用自然的方法所孕育的麴、鹽與大豆混合在一起，擱置一會兒以後，自然發酵的味噌，如果其原料麴與大豆是用化學肥料與農藥孕育而成，內容就會不自然。鹽所採用的是化學鹽，當然與自然鹽也有所不同。因此，長出來的霉也是有害物質。

忽略了生命的重要性，而不能順應自然，只一味地追求方便，當然就會產生這些缺陷。味噌、稻子是相同的道理，而人類也是相同的情形。如果不用心去培育，恐怕會無法培育出好的東西來。

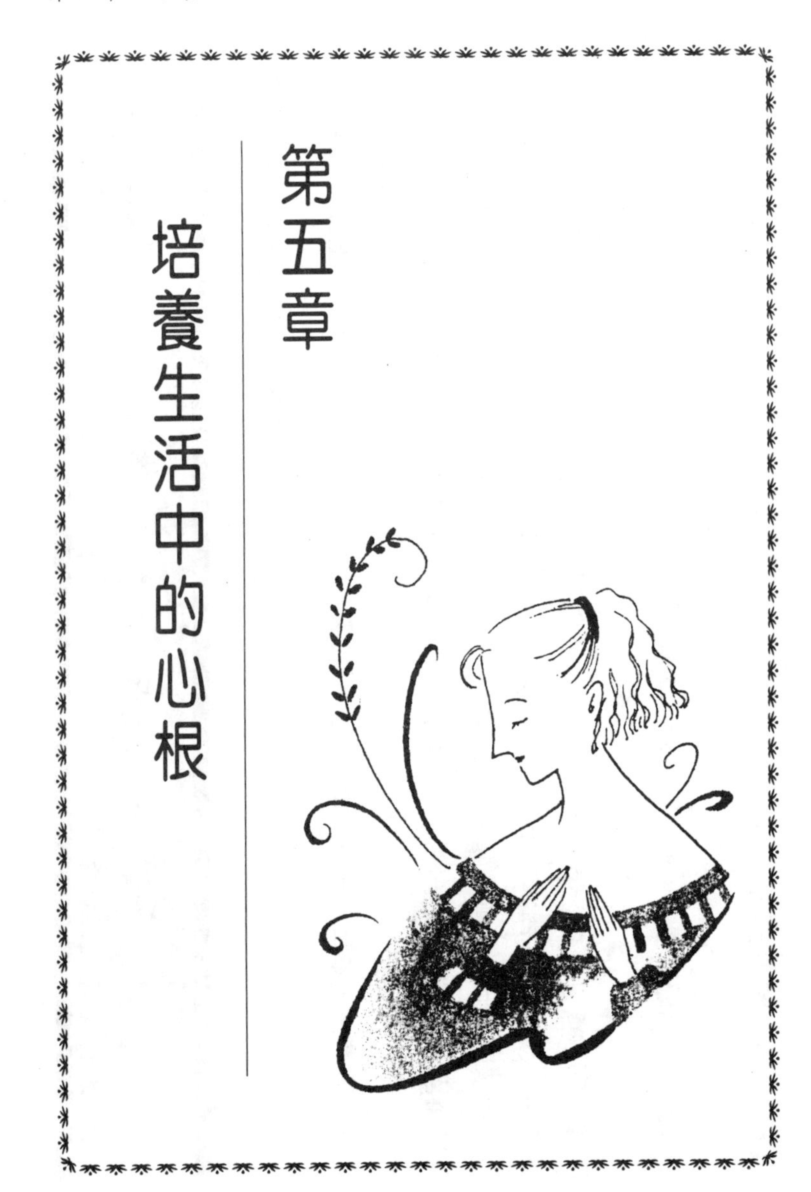

第五章 培養生活中的心根

1 不論做什麼都不行，並非真正的不行

＊從泥土和花草中學到的經驗

以前，我們家有一名叫前田的傭人，她已經幫助我們約有十年了。但是，起初她來到我們家時非常地失敗。

當時，她經常打破碗盤，好不容易才培育出來的長春藤也弄斷了。放任爐子上的洗澡水不顧，便回到家中去，幾乎釀成火災。看到花瓶中的花枯萎了，還一副若無其事的樣子；甚至還坦然地踐踏花芽。諸如此類的事情發生了好幾次……。接著，會發生甚麼情形，我根本不得而知。但是，不論如何責罵她，也無補於事。「妳再等三年吧！它一定會長得很健壯的。」她對我這麼說。

我很喜歡花，在日曬不良的小庭院中，培育了各種各樣的花朵。我和對園藝工作毫無興趣的前田在一起，開始了植土的工作。

廚房的垃圾使其腐爛以後，掩埋在泥土中。能夠燃燒的東西，則燃燒成灰燼。在秋天則

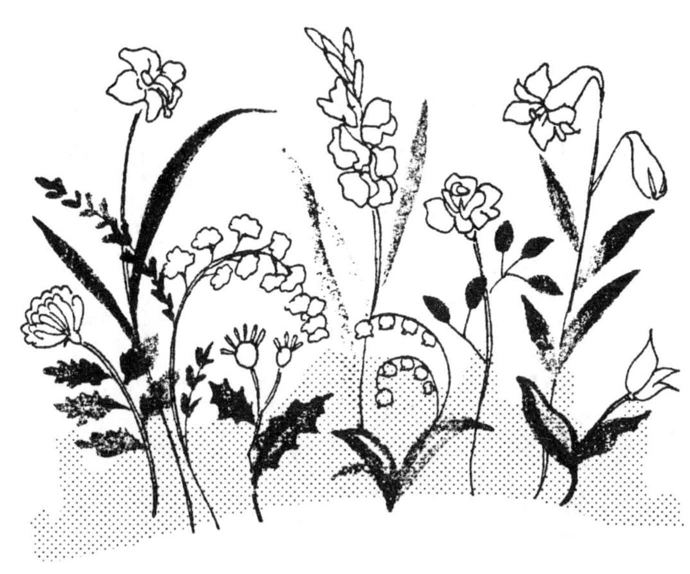

收集落葉，做成腐葉土。有時候也使油渣腐爛，撒在庭院的泥土中，進行耕種。原本是濕地的紅土，毫無力量可言，但是在我的努力下，漸漸地變成了肥沃的黑土。

剛開始時，前田看到小蟲都會嚇得跳起來，但是後來看到淨化，散發出泥土香的土之後，就開始認眞地植土了。

「土是活的，這兒有生命，生命在躍動呢！」她成爲一個對生命感到感動的人。花草也配合著季節不斷地開花結果，四季各有不同的姿態與芳香，對我們而言，這就好像安慰心靈之旅一般。

「無論如何，我們一定會好好地長大。」這是泥土和花草告訴我的教訓。前田也從泥土和花草中得到了啓示，我發現前田在忙碌的生活中，也逐漸地改變。對我而言，這是很好的經驗。

*來到養心舍的A女孩

前些日子有位十六歲的A女孩在母親的陪同下，來到了養心舍。養心舍是在生活中，培養看不到的心靈，重新看淸自我，找出健康生存之道的地方。來到養心舍的人，要過五天的住宿生活。

這A女孩頭髮染成紅色，臉上濃妝艷抹，穿著奇裝異服，不斷地在抽煙。而且，她的男朋友也陪同前來。A女孩的母親拿她無可奈何，而騙她要她去旅行，然後把這二個人一起帶到養心舍來。因此，二人在櫃檯前又產生了爭執。

這女孩初來到養心舍時，是這副光景，讓宿舍裡所有的人感到驚訝的她，在過了五天住宿生活以後，回去時留下了以下的感想：「來到這裡以前，不知道這裡是甚麼地方，覺得像是被母親騙了似地，眞是很想一走了之。可是，回頭想一想，在這裡住個幾天，也無不可。在家裡吃母親做的糙米和各種料理，覺得並不好吃。但是，來到這裡，吃舍長親自做的料理，並且和大家一起吃，覺得十分美味。舍長和老師們所說的話，讓我覺得十分感動，這對我今後的生活會有很大的幫助。

以前，經常聽說自然食，但是在我來到這裡以後，才覺得目前國內的飲食生活是錯誤的，自然食才是眞正的飲食。如果能保持自然食的飲食生活，就不容易罹患疾病，並能使心情平靜下來。希望有更多的人能了解到這一點，趕快停止錯誤的飲食生活。這五天來，我眞的學會了許多東西，眞是太美妙了！」

A女孩初來到養心舍的時候，若無其事地抽著香煙。但是，住在養心舍的五天內，舍長找到了很好的機會，告訴她抽煙之害。

「女人抽煙會對下一代造成不良的影響。我想妳應該希望自己能生小孩吧！像我這樣的年齡，無法生下自己的孩子，但是妳和我是不同的。如果孩子不幸的話，相信妳也會很難過……。」

從這一天起，A女孩就不再抽煙了。回家時，臉上不再化著濃妝，而穿著一身輕便的衣服回去了……。起初她的男朋友——十九歲的B君看起來和她完全一樣，妝扮相同就好像是夫妻一般。

B君出身於調理師學校，擔任調理師。來到此地以後，品嚐到以往從未學過的料理，而B君在回去時，說道：

「剛開始時，我覺得沒有加入化學調味料的菜湯難以入口，但是過了幾天以後，我卻覺得味道很好。我認爲自然食對身體還是最好的，希望更多的人能夠察覺到這一點。我本身是個調理師，要爲客人做料理，而我知道有很多東西對身體並不好，實在很可怕。希望以後能

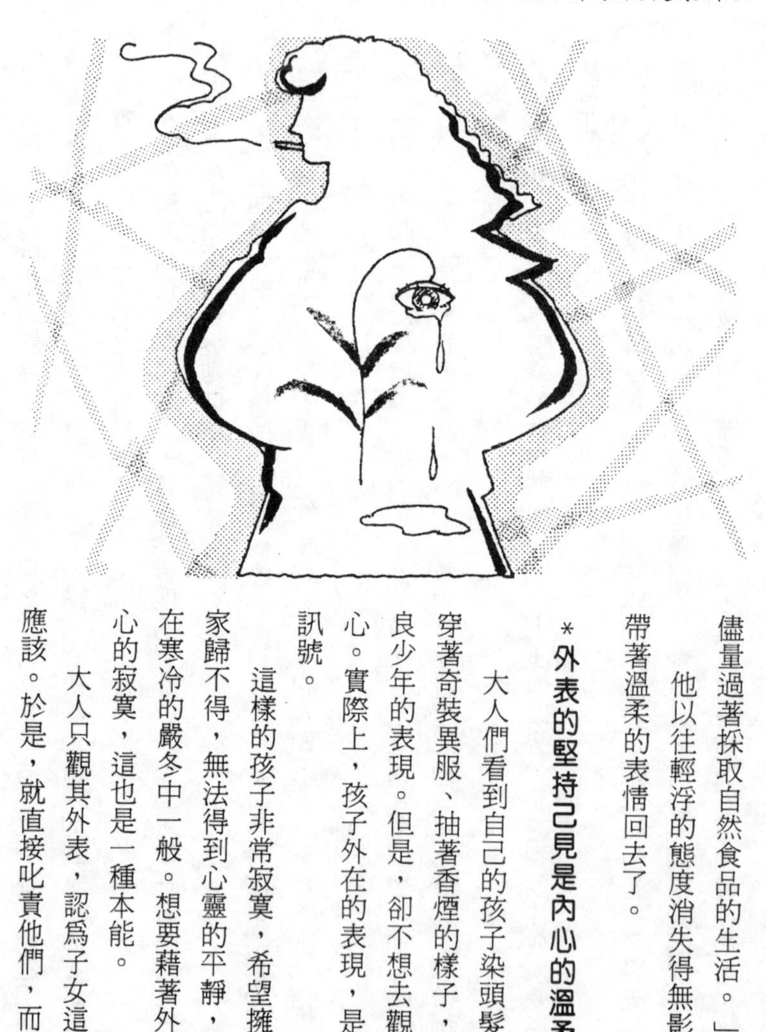

儘量過著採取自然食品的生活。」

他以往輕浮的態度消失得無影無蹤，臉上帶著溫柔的表情回去了。

＊外表的堅持己見是內心的溫柔

大人們看到自己的孩子染頭髮、化濃妝、穿著奇裝異服、抽著香煙的樣子，認爲這是不良少年的表現。但是，卻不想去觀察孩子的內心。實際上，孩子外在的表現，是發出的求救訊號。

這樣的孩子非常寂寞，希望擁有情愛，有家歸不得，無法得到心靈的平靜，就好像佇立在寒冷的嚴冬中一般。想要藉著外表來掩飾內心的寂寞，這也是一種本能。

大人只觀其外表，認爲子女這麼做眞是不應該。於是，就直接叱責他們，而不求了解孩子的內心世界，徒增孩子的反抗心。

以A女孩的母親而言，雖然百般地強調自然食，但是卻不曾研究烹調方式，當然無法調理出美味的糙米飯來。

也許，孩子會忍不住抱怨媽媽很嘮叨。但是，媽媽應該要把自己的心意傳達給孩子知道，使孩子的心情平靜下來，才會迷途知返。

思春期是情緒最不穩定的時期，生理發育有如成年人，而獨立心旺盛，不喜歡受到大人的干涉。可是，讓自己獨立，卻又會感到不安。缺乏經驗遇到困難時，不知該如何是好。如果有大人在身旁，告訴他不要緊，就能夠使之穩定下來。

不論是A女孩或是B君，都無法從溫暖自然的親切中，了解到生命的尊貴。但是，讓他們看一些傳達生命誕生神秘的電影，讓他們親手做一些自然食物，讓他們打掃環境，或是換一桶乾淨的水。一切要親自勞動，能夠促進血液循環，促使自己的心靈乾淨，就能夠得到安定與熱情。

即使看起來不行，實際上並非眞的不行。壞孩子不見得眞是壞孩子，其實他們都是好孩子。

2 苦惱全都是為了教育

＊推倒心籬，讓自然的力量容入心中

每年在各地舉行的「健康學園」，是進行爲期三天二夜的合宿生活，以自然爲師，向自然學習。去年由東北開始，在北海道、關東、關西、四國、九州與日本全國各地舉行。

在當地由社團和自治會自動自發地成爲主要中心，在他們的協助下，召開研修會。不論是年輕人、老年人或夫婦，都會從各地方來到這裡，敞開心扉互相交談。在這其中，有的人表情僵硬，認爲「如果我這問題沒有獲得解決，我就不回去」。

大阪的河井，就遇到了非常實際的問題，而特意來到千葉的健康學園。

河井的婆婆是某個宗教的幹部，一家人全都是信徒。因此，雖然她並不願意，也被迫成爲信徒。宗教信仰是自由的，但是由於她在心不甘情不願的情況下加入，所以心生不滿，婆媳之間處得並不好。

煩惱時，覺得神經疲累，並有腰痛的毛病，漸漸地情況愈來愈嚴重，甚至必須辭去幼稚園保姆的工作。

河井藉著自然療法漸漸地恢復了健康。結果，婆婆又因爲罹患肝癌而住院。

自己利用自然食與自然療法，而得以自症狀中恢復的河井，想要爲婆婆進行枇杷葉療法、糙米湯、蒟蒻濕布等護理方法，但是卻爲家姑所拒絕。「我只寄望祈禱的力量，這麼一來，我的疾病就能夠轉輕了。」河井聽到婆婆這麼說，只好放任不管。

由於有宗教問題橫於其間，河井的心情變得更加憂鬱了。她想，現在自己什麼都不能做，再長持下去，恐怕無法待在這家中，大概只能和丈夫離婚了。就在這種情況下，她來到了健康學園。

「因爲宗教問題，而感到煩惱的人非常多。宗教、信仰與祭祀祖先是不可以混爲一談的。妳是否覺得自己在這一方面已經混淆了呢？宗教能培養出信仰，但是不要拘泥於教義，或是只顧著追求利益，如此才能培養出信仰心。

要培養相信信仰之心，培養磨練自己之道。不論是佛教的佛、神道，或是基督教的神，都擁有相同生命的根源。這都是回歸到生命故鄉的道路。在日常生活中，祭祀祖先是最重要的根，一定要讓祖先感到喜悅。距離自己最近的祖先，就是雙親。婆婆是活著的重要的祖先，也是妳的母親。妳想，做什麼事能夠讓妳的母親感到快樂呢？」

「………。」

「妳一定非常感謝母親吧？如果妳的母親因爲疾病而感到痛苦，妳一定會妥善地照顧，親自爲她祈禱，希望能藉著自然的能量，使疾病轉輕。妳就要使用重要的手，用充滿情愛的心，和她共同分享自己充滿元氣的血液或生命，並把自己的想法告訴她。自然療法並非一種技巧或治療疾病的方法，而是要從中學會自然的親切與愛，並不是要讓病人喝糙米湯或採用蒟蒻療法就夠了。

首先，要感謝母親，同時要向母親道歉。母親身爲宗教的幹部，又是一家的精神支柱，是很有力量的人。現在，因爲辛苦疲憊而生病的母親，妳應該對她抱持著感謝之心與歉意。如果妳能這麼告訴她，她一定會感到很高興。不論信奉任何宗教，擁有生命的母親只有一人。甚至妳可以到教會去，爲母親祈禱。」

河井聽了，潸然落淚說道：「我覺得心裡輕鬆了許多！」回到家以後，對婆婆說：「我錯了，雖然我很平凡，不知道該做些甚麼，但是我會努力去做。」母親聽了這番話，淚流滿面，非常喜悅。

她在爲母親按摩手腳時，不禁說道：「妳的手覺得很舒服吧？」原本已經無法成眠的母親，也能夠熟睡了，漸漸地也能接受枇杷葉和蒟蒻濕布與糙米湯等療法。

在一個月以後逝世了，但是眞的是非常安詳，毫無遺憾地死去。

河井女士囿於本身的成見，豎立了心牆。在狹窄的範圍裡，勉強地壓抑自己，過著痛苦

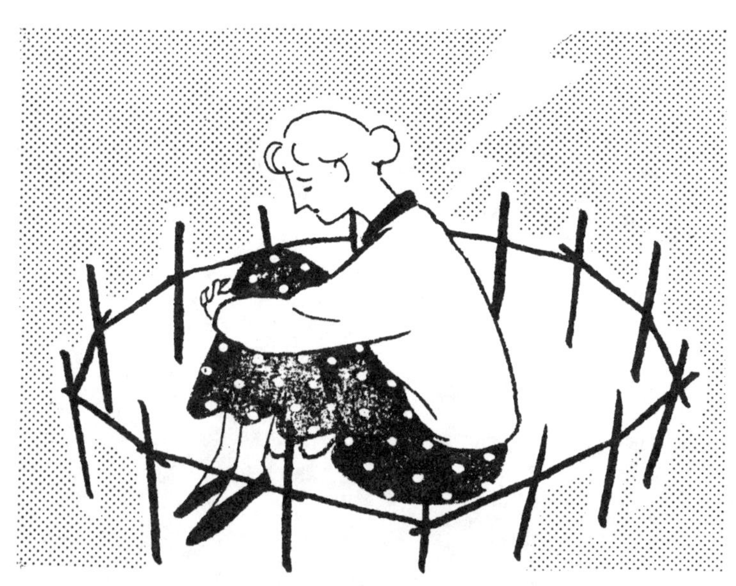

的生活。等到她察覺到這一點，推倒了心牆時，眼前的路豁然開朗。

由於歷經了這些痛苦，使得她成爲能看到以前所看不見的東西的人，原本沒有子嗣的煩惱也消失了。上天賜給她一個可愛的女孩。

在開放心靈的同時，神經與細胞也能自由地活動。再加上自然的力量，就能夠使凡事順心如意。

*父母不知子女之心

參加東北健康學園的住福島的安藤和河井不同，心中抱持著迥然不同的煩惱。這個人是『你與健康』雜誌十一年來的忠實讀者，持續實行糙米食。可是身體並不健康，因爲子宮肌瘤而住院，昨天才剛出院。

她那就讀高中的兒子經常偷竊，或是把家

中的錢拿出去買東西吃，甚至無度地揮霍。最近，還拿了五十萬日幣去使用。

用竹片打他也無效，學校裡的老師說，母親對待他的方式並不對，看來只有送到感化院去了。對她而言整個情勢對她十分不利，再加上搬家，使她非常煩惱。

「十年來都閱讀『你與健康』雜誌，毫不間斷地實行糙米食，但是還是不行……我不禁這麼想。別人指責我，說我對待孩子的方式不對。有時候我巴不得這孩子死了算了。但是，我不知道現在該怎麼做才好。」

在訴說這一切時，安藤的臉色黯了下來，說話有如機關槍一般。

「這並不是安藤個人的問題。現代人似乎都有這一類煩惱，相信大家也會覺得人有同感吧！有根才會產生枝葉，有偷竊現象的根到底在何處呢？」

這時，在會場的人士紛紛發表意見。

「五十萬元這麼一筆龐大的數目，怎麼可以放在隨手可以取得的地方？」

「在情緒不穩定的思春期，偷竊是很容易犯的錯誤，所以應該要包容。」

「是不是因爲父母親不關心他，所以以偷竊的行爲來引起注意呢？」

「爲人父母者沒有反省生活的方式。」

安藤一臉表情嚴肅地說：「我已經做了各種努力。」

「妳這麼重視金錢和別人的看法嗎？」

「是的，金錢非常重要，別人的看法也是的。在目前這時代，沒有金錢就寸步難行，也不能夠從事教育……。」

接著，又開始批評教育不好，社會不好，政治不好。

「妳這麼重視錢和他人的評價，那麼妳對孩子又是採取何種做法呢？妳只不過是持續實行糙米食，但是只把糙米當成是一種物質，卻捨棄了生命。不停地告訴，不吃糙米不行，爲了頭腦，爲了健康，必須實行糙米食，結果卻產生了疾病。所出現的結果是枝葉，但是卻有根源的存在。至於這根爲何，如果不去找尋，又如何能了解呢？

現在妳的孩子失去了可以回歸的家園與故鄉，難道妳沒有聽到他們內心深處正吶喊著心靈的寂寞嗎？因爲沒有可以回去的場所，所以只好逃到戶外。如果是大人，還可以借酒消愁，但若是孩子，卻會不斷地吃零食，因此會想要用錢，而產生偷竊的行爲。爲了消除寂寞感，所以會向朋友借錢，而呼朋引伴，一掃心中的陰霾。因爲寂寞，而希望使父母感到困惑，把注意力集中在自己身上。即使父母親叱責孩子，說怎麼可以一口氣把五十萬元如此龐大的金額花完呢？孩子卻認爲，不過是花些錢來塡補心靈的空虛而已。

心中有這種痛苦的孩子眞是很可憐，而無法了解孩子的母親，也是一樣可憐的。這種情形不只是發生在安藤身上，相信大家都曾遇過類似的情況。沒有任何人能夠順順當當地把孩子撫養長大，每個人都要歷經各種煩惱，而和孩子一起成長……。」

有一位人士一邊流著眼淚，一邊這麼說。

雖然對方這麼說，但是安藤臉上還是露出不以爲然的表情。這時，從秋田來的武田說道：「我也曾走過這一段路。」說著就站了起來。

「我在家中幫忙，每天都要工作沒有假日。即使是有二個我，也還是分身乏術。後來，婆婆病倒了，孩子考試又失敗。我的膽囊又不好，結果就住院了。如果我不在家裡，那些工作要由誰來做呢？我感到非常焦急。我這麼地努力。爲什麼卻沒有得到任何好處呢？眞教人不知該如何是好，所以才來參加養心舍。

東城老師，自從妳上次指出了我的錯誤時，我的眼淚奪眶而出，好像洗去了污穢，整個心境都改變了。當時，妳說如果我已經改變了，就把心意告知丈夫和孩子。聽了這番話我就回到秋田去了。

到了車站時是四點鐘。雖然事先沒有通知丈夫，但是他卻來接我，令我感到驚訝。他說，不知怎麼地，就是想要到車站來看一看。我想，畢竟我們二人心意相通吧！

這時，孩子的情況一團糟。在學校裡違反校規，在家裡也不聽從父母親的勸告。即使是白天在家中，也躲在房間裡，把窗簾拉上，使房間伸手不見五指，並把音樂開得震天價響。覺得無聊時，騎著摩托車就飛奔而出。但是，我知道使孩子心靈冷漠的是我，於是雙手合掌，坐在孩子的房門外哭泣。這一天傍晚一切都改變了。

這一天晚上，孩子也想要騎著摩托車出門。如果是以前我一定會對他怒吼著，要他不可以這麼做，但是這一天我很自然地默默對他說：『你要小心哦！』原本發動了引擎，正準備呼嘯而出的孩子，慢慢地推著摩托車離開了。

從這一天起，以往從未見過的笑臉展出了歡顏，會叫我母親，並和我一起吃飯。現在，眞正成爲一個溫柔開朗的孩子，能夠體貼父母，假日時會幫忙做家事。我發現自己的心和丈夫、孩子都已經連在一起了。現在，我一直過著幸福快樂的日子。」

武田含淚說著的這一番話，深深打動了每一個人，會場變得十分寧靜。

「安藤，妳還記得以前在『妳與健康』雜誌上所刊載的，有關柴魚的故事嗎？」

「不記得了。」

「那麼，我再說一次，那是一個母親的故事。這個人的丈夫死於癌症，因此她每天努力工作，以維持家計，來撫養二個孩子。當時家徒四壁，有時候一家三口無以裹腹。長男的便當經常沒有菜餚，甚至持續二、三天只帶柴魚。每一次，長男打開了便當，看了看便會嘟著嘴說：

『我又不是貓，爲什麼每天都讓我吃柴魚？』

『你說什麼？難道你不知道母親的辛苦嗎？如果你要這麼想，乾脆就別帶便當好了。』

『誰要帶便當呀？誰想要帶這種便當？』

長男丟下了便當，怒氣沖沖地出門了。母親撿拾散落了一地的飯粒，一邊哭著說道：

『爲什麼孩子不了解母親的辛苦呢？』

爲人母者不知該如何是好，於是前來找被尊稱爲人生指導師的人商量。

『老師，爲什麼我的孩子這麼不了解我的辛苦呢？我應該怎麼樣教育我的孩子呢？』

『妳要知道爲什麼嗎？其中的理由並不少，……。但是，當妳在發牢騷，抱怨孩子不知道母親的辛苦的時候，妳就是一個不了解孩子的母親。』

這位母親並不了解老師話中的意思，感到十分迷惘，而老師繼續說道：

『難道不是這樣嗎？妳一直說孩子不了解母親的辛苦，但是妳了解孩子的難處嗎？連續三天都帶著只有柴魚的便當，妳是否想過孩子在學校裡，要如何吃這便當呢？也許妳並不知道孩子在學校裡的情況，所以才會有不平之聲。孩子置身於吃著美味便當的同學中，而他只是吃柴魚，妳是否曾想過他心中的感受呢？他一定是把便當盒蓋豎立在便當前，當成屏風一般地遮掩著，避免讓同學知道自己在吃些什麼。

孩子並非不了解母親的辛苦和家中的經濟情況。不過，孩子畢竟是孩子，並無法了解母親的辛勤與難過的心理，而妳一味地在誇耀自己的辛勞，當然孩子不可能會感謝妳。如果妳要孩子體貼妳，而妳明天還是要讓他帶柴魚，妳必須要向他道歉。這麼一來，一定可以步入康莊大道。』

第二天，這位母親很開朗地打電話給老師，說道：

『老師，謝謝您。我很快地向孩子道歉，孩子反而安慰我，說帶柴魚便當也沒關係，還要我不要擔心。還說，以後要賺很多錢來讓我吃好東西，然後就精神奕奕地上學去了，他眞是個好孩子哪……。畢竟，是我錯了。』

正如這件故事所說的，有許多父母親並不了解孩子的心意。如果孩子不照著自己的心意去做，就會感到生氣，心中懷著怨氣。只有在體貼對方的情況下，才能夠看淸自己的姿態。如果能夠做到不重視物質與金錢，也不在乎他人的想法，而只在乎對方會活在自己的心中，自己也會牢記住對方。若能擁有這種包容的心情，就能孕育出生氣蓬勃的孩子。」

安藤沉默地在那兒思考著，到了翌日上午的研修完畢時，流著淚說道：

「昨天晚上，我一直睡不好，而徹夜在反省自己的生活。以往的我，在人前是絕對不會落淚的，因爲我的驕傲不允許我這麼做，這種態度看起來似乎很傲慢。也許是因爲這緣故，所以也不允許他人犯錯。我天生個性倔強，但是不知爲了什麼，今天卻流下了眼淚。這是我以往從來沒有過的心情，現在覺得腦海中一片混亂，但是現在心靈卻十分平靜，我想這才是正確的做法。」

回去時，她和前來迎接她的丈夫一起低下了頭，小聲地說道：「老師，我一定會好好地努力的。」和我握了握手就離去了。

她的聲音、臉上的表情和姿態都改變了，而與會的每一個人都深受感動。每一個人在有所改變的時候，心就會產生很大的變化，大家都能夠了解這一點。

「安藤的變化實在令人感到驚訝。她在第一天時所表現出來的態度，令人懷疑她到底是不是母親，但是現在她眞是判若二人。」

「敞開心扉不是一件很美妙的事情嗎?如此才能擁有美麗溫柔的心。」

「一定要洗濯蒙塵的心靈，使心靈回歸自然。」

「在一天內，就能夠使人完全改變，實在令人感到又驚訝又感動。」

大家對於這種新鮮的驚訝，抱著無限感動之心回去了。

如果你想要過著自己所希望的幸福人生，要配合自然，配合季節的變化與大自然的一切，如此才能夠得到幸福，過著順應自然的生活。假如爲了博他人的歡心，對別人的喜悅，高興地活動手腳，不斷地工作，腦和神經都能活絡地發揮作用，就能夠健康地生活。

3 使孩子的心靈與身體健康

＊獨自走完四公里路回來的次男

我在沖繩從事健康運動的工作時，次男還是個就讀幼稚園的小孩，當時到那霸市首里教會附屬的光子幼稚園上學。園長是調正路老師——現在在石垣島擔任開拓傳道的工作——他以全人類的愛與自主獨立的精神來孕育孩子。

有一次，我們家搬到距離幼稚園四公里遠的地方去。園長先生用自己的車親自接送較遠地區的孩子，而我們在搬家以後，過了一個星期發生了這一件事。

放學以後老師算了算人數，覺得大家都已經上了車了，於是就開動車子。但是，那一天卻有個孩子還沒上車，那就是我家的次男。次男沒搭上車子，心中暗忖道：「好吧！那我今天就走回去好了。」

這是四公里以上的路程，中途還有許多交通號誌，並且有很多車子通過。次男記得園長老師以往開車走過的路，因此慢慢地沿路走下去。

由於我平日都以愛、獨立和獨創的精神來教育他，所以他認爲「反正今天就要走路了嘛」，於是下定決心好好地走。他利用自己的記憶，憑著經驗平安無事地走回了家。我是個沒有方向感的人，向來都無法記住走過的路，所以孩子的表現令我感到驚訝。

次男維持這執著勇敢的精神直到高中時代，開始練習當時在日本才萌芽的橄欖球。而且，擔任別人不願意做的教練工作，並達到全國優勝的夢想。這與他幼小時所培養的精神，有很大的關係。

由於與調先生之緣，現在每個月還有送『你與健康』雜誌給他，先生也捎來了美味的派和便紙，其中的內容寫著：「藉著砂療法，得到很大的幫助。」

*飢寒缺乏都是必要的

以往，長男和次男都就讀重視心靈教育的私立小學。這學校也重視飲食教育，獎勵糙米菜食，孩子都拿著加入糙米與麩素肉的便當到學校去吃。

不過，長男由國中到上高中，乃至大學都在一貫教育的學校就讀。這也是重視精神教育的學校，但是與以往不同的是並沒有飲食教育。孩子的便當和普通的便當一樣的。

在這其中，只有長男帶黑色的飯，同學都嘲笑他，是不是因爲家境太貧窮，所以才吃這種飯。但是，當時他並沒有告訴我這件事，而是在多年以後才提起。

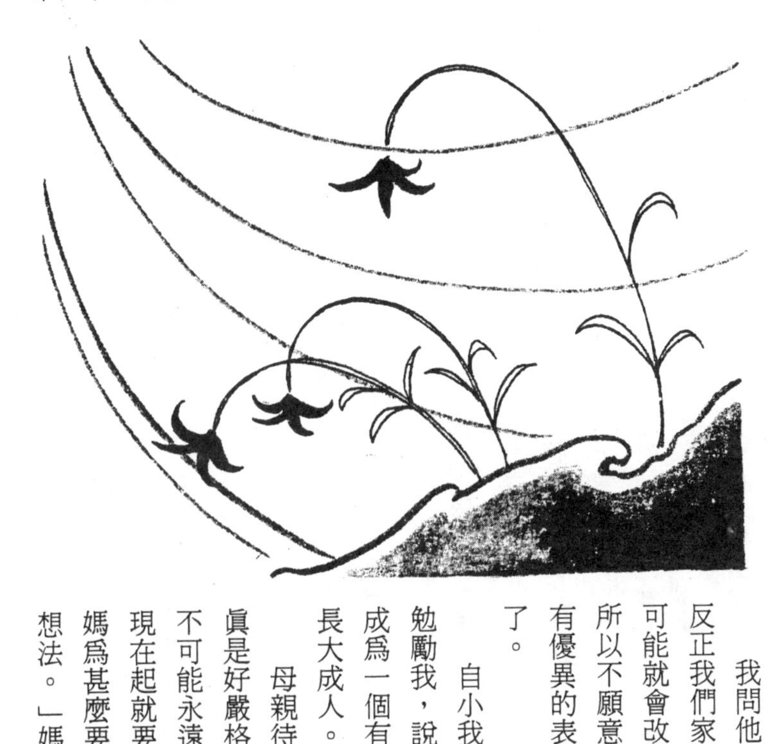

我問他，為甚麼當初沒有告訴我。他說，反正我們家向來都吃這種飯，如果告訴我，很可能就會改成白米便當了。價值感完全不同，所以不願意說。由於長男在運動與課業方面都有優異的表現，漸漸地同學們也重視他的存在了。

自小我的腳就有毛病，而我的父母親經常勉勵我，說：「妳一定要用孱弱的腳站起來，成為一個有用的人。」我就在父母親的鼓勵下長大成人。

母親待我尤其嚴格，我經常會想：「媽媽真是好嚴格哪！」但是，母親對我說：「媽媽不可能永遠陪伴著妳，妳必須要學習獨立，從現在起就要好好地學習一切。現在妳不了解媽媽為甚麼要這樣做，但是以後妳就能了解我的想法。」媽媽從來沒有絲毫放鬆，而對我施以嚴格的教育。在媽媽的幫助下，我度過了重重的困難。

直到現在，這還能感受到父母親所留給我的心靈遺產，現在我也把這份心靈遺產傳給我的兒子，因爲便當的內容而受到他人嘲笑的孩子，雖然遭遇到挫折，也能夠成長茁壯。

凡事順遂並不值得慶幸，有時候飢寒缺乏也是培養自我的重要要件。

＊土當歸大樹是脆弱

近來，孩子的個子較高，成長迅速，較早來月經的女孩，甚至在十歲時就開始了。這是因爲一般父母親認爲要使發育期間的孩子有充分的營養，而給予大量的肉、蛋、奶油、乳酪等之故。

動物性蛋白質攝取過量，雖然外形會長大，但是體力卻會較弱，並且很容易疲倦，而使得缺乏耐性，無氣力的孩子不斷地增加。

攝取過量的肉食，會刺激性腺，使性器迅速成熟。心智尚未成熟的孩子，還必須學習社會性和德性，可是身體的成長卻非常快速，而形成不平衡的教育方式。

如果只是注意到要變大、變得強壯，就會忽略了肉眼所看不到的內容。這是非常可怕的事情。僅僅是大，並不代表萬能。

必須要重視在大自然中所孕育的旺盛生命力，腳踩大地，不可以忘記大地的恩惠。攝取動物性的食物，必須要適可而止，必須要了解這些基本條件。

＊裸身、裸足成長

以前，我曾應邀至福岡的某幼稚園演講。這是主張自由教育的幼稚園，讓孩子用自己的手腳自由地遊玩，將這一切納入生活中。

早上，到幼稚園去，發現孩子們除去了身上的衣物，只剩下一條內褲，而脫下的衣服都好好地收藏在自己的盒子裡。一歲的小孩和體調不良的小孩並沒有赤身裸體，可是大家都到遊戲間去，自由地找尋自己想玩的東西來玩。

遊玩結束以後，再拿著毛巾到戶外去，進行體操和乾布按摩。爲了避免在戶外跌倒、受傷，地上還舖著沙。在沙上跌倒或跑跳，而進行自然的砂療法、土療法。

做完體操以後，開始跑馬拉松。汗流浹背地回來時，已經到了中午時間，而母親也提供小孩胚芽米的自製午餐。老師和家長會共同學習教育子女的方法，在這過程中能夠感受到新鮮的生命的流動，而我也從中學到了很多。

小孩是風之子。大人們爲了不讓他們感冒，而讓他們穿著厚重的衣服，想要藉著人類的力量來保護他們。但是，這麼一來，卻無法使自然的力量進入體內，反而會使孩子的身體孱弱，動不動就感冒。如果讓他們赤身裸體，在風中與土中自由地跑跳，透過寒冷也能夠使寒冷變得溫暖，不會罹患感冒了。

給予大多的照顧，反而會使無限的自然保護力消失，很難培養出豐富的心靈和身體。要培養出強壯的孩子，需要親情，但是不能夠太過呵護，這也是很重要的。

*偏食——以自然為主的偏食

學校的老師和母親們常對孩子說：「不可以偏食。」在用餐時間，如果孩子不喝牛奶，就會受到責罵，相信有許多孩子都受到這種待遇。

那麼，究竟何謂偏食呢？我對此抱持著疑問。在長遠的歷史中，人類重視在大地自然成長的東西，並用以裹腹，藉此而能夠生存。

美國人吃生長在美國土地上的東西，中國人吃生長在中國土地上的東西。生長在冰天雪地的愛斯基摩人，幾乎吃不到蔬菜與水果，而食用大量的生肉、內臟或動物油，否則無法在北極圈中嚴寒的氣候下生存。

相反地，居住在新幾內亞高地的人，幾乎都不吃動物性食物，而以甘薯和果實爲主。住在阿拉伯沙漠的貝督因族，則吃椰棗，喝駱駝奶。

由此可知，人類依照當地的情形，過著獨特的飲食生活，是自然的姿態。我國所謂的偏食，應該是指偏向自然的偏食。

昔日，國人幾乎不吃肉，眞正吃肉是始於西洋文化進入以後的事。同時，堪稱爲文化病的癌症，許多不治之症增加了。可是，以往是屬於菜食型，不論任何人都不會有偏食的習慣。

美國人不吃納豆或味噌，這是理所當然的事，並不能說是偏食。但是，如果是日本的孩子，大聲地叫嚷著乳酪很臭很難吃，就不可以叱責孩子偏食。

所謂順應自然的生活，就是要抱持著感謝之心，吃由當地風土所孕育出來的食物，國人不也應該食用由本國風土、氣候所孕育出來的食物，養成這種良好的偏食習慣嗎？

＊用手觸摸，用身體來學習的感覺

有一位名爲寺內定夫的玩具設計師，做木製玩具，並建議一般人要推廣「不使用動力玩具的運動」。

「現在的孩子擁有更多的知識，但是由於生活經驗不足，感覺較不成熟。孩子的生活環境都講求刺激，雖然父母親或老師都在唱高調，孩子卻無動於衷。因此，就出現了比辣的家庭更辣的家庭，而比可怕的電影更加可怕的電影仍然非常暢銷。玩具方面，則講求會動、有聲音、會發光以外，最近甚至還加上了煙霧與味道。

雖然沒有實際的體驗，但是卻產生了一種好像體驗過的錯覺。像電動玩具的戰爭遊戲，就是其中的代表。只要坐在那裡，動一動手指，就能夠體會到勝利感與冒險心，沒有比這更好玩的事情了。

但是，僅僅是打電動玩具，避免危險，不必爲了得到勝利，而將五感發揮至最大限度，手腳沒有活動，就會造成感覺的發達遲鈍。

孩子經由日常的平凡生活經驗，能夠培育想像力、直覺力與自由的思考。揑泥土、觸摸草、爬樹、凝視映在小水窪中的天空、追逐著流雲、豎耳傾聽風聲——在這過程中，才能夠展現夢想，培養想像力與直覺力。對人類而言，最重要的就是豐富的感受性。

木頭玩具沒有聲音，也沒有顏色，並不是自動的。那是可以壓，可以堆積，可以排列，沒有固定的遊玩方式。孩子們可以自行思考，自行玩弄。

這與會動的玩具不同，木製玩具必須由孩子主動去動才會動。藉著木本身所產生的自然木肌吸收汗水，就能夠產生一種溫暖感，也能夠讓孩子的手充分感受到這一點。一個玩具能夠產生各種各樣的玩法，甚至會出現連大人從未想過的玩法，令大人感到非常驚訝。

當妳考慮到孩子的身心健全問題時，這一類想像力、創意工夫的力量、遊玩的活力都是不容忽視的。

後　記

本書係以月刊『你與健康』雜誌的文章，集合編纂而成的內容。

其基礎『你與健康』持續發行了十八年。十八年前，在人生的暴風雨中，我帶著三個孩子辛苦地往上爬。我認為有必要向肉眼所無法見到，但是確實存在的自然力學習。我領悟到與其向人類學習，還不如以自然為師，而不需要任何宣傳或廣告。與肉眼看不到的自然力結緣，才是最重要的。

這一份緣漸漸地又引起了許多緣，在全國各地，擁有了許多同志。處女作『自然療法』書，再版四二〇版，為暢銷書籍。雖然沒有宣傳廣告，但是如今在全國各地發售。我認為這就是自然的力量。

同時，我也了解到健康與幸福的根在於心，而我為了要傳達肉眼所看不到，卻確實存在的自然力，透過專門的飲食與生活，而供各位作為參考。

但是，太過深遠的部分，至今仍無法了解。由於敝人心有餘而力不足，所以在此向各位致歉。在此，還希望藉著讀者之心來彌補不足之處。

同時，要感謝各位閱畢此書。

大展出版社有限公司	圖書目錄

地址：台北市北投區11204　　　電話：(02) 8236031
　　　致遠一路二段12巷1號　　　　　　　8236033
郵撥： 0166955～1　　　　　　傳眞：(02) 8272069

• 法律專欄連載 • 電腦編號58

台大法學院　法律學系／策劃
　　　　　　法律服務社／編著

①別讓您的權利睡著了[1]	200元
②別讓您的權利睡著了[2]	200元

• 趣味心理講座 • 電腦編號15

書名	副題	作者	定價
①性格測驗１	探索男與女	淺野八郎著	140元
②性格測驗２	透視人心奧秘	淺野八郎著	140元
③性格測驗３	發現陌生的自己	淺野八郎著	140元
④性格測驗４	發現你的真面目	淺野八郎著	140元
⑤性格測驗５	讓你們吃驚	淺野八郎著	140元
⑥性格測驗６	洞穿心理盲點	淺野八郎著	140元
⑦性格測驗７	探索對方心理	淺野八郎著	140元
⑧性格測驗８	由吃認識自己	淺野八郎著	140元
⑨性格測驗９	戀愛知多少	淺野八郎著	140元
⑩性格測驗10	由裝扮瞭解人心	淺野八郎著	140元
⑪性格測驗11	敲開內心玄機	淺野八郎著	140元
⑫性格測驗12	透視你的未來	淺野八郎著	140元
⑬血型與你的一生		淺野八郎著	140元
⑭趣味推理遊戲		淺野八郎著	140元

• 婦 幼 天 地 • 電腦編號16

①八萬人減肥成果	黃靜香譯	150元
②三分鐘減肥體操	楊鴻儒譯	130元
③窈窕淑女美髮秘訣	柯素娥譯	130元
④使妳更迷人	成　玉譯	130元
⑤女性的更年期	官舒妍編譯	130元
⑥胎內育兒法	李玉瓊編譯	120元
⑧初次懷孕與生產	婦幼天地編譯組	180元

⑨初次育兒12個月	婦幼天地編譯組	180元
⑩斷乳食與幼兒食	婦幼天地編譯組	180元
⑪培養幼兒能力與性向	婦幼天地編譯組	180元
⑫培養幼兒創造力的玩具與遊戲	婦幼天地編譯組	180元
⑬幼兒的症狀與疾病	婦幼天地編譯組	180元
⑭腿部苗條健美法	婦幼天地編譯組	150元
⑮女性腰痛別忽視	婦幼天地編譯組	150元
⑯舒展身心體操術	李玉瓊編譯	130元
⑰三分鐘臉部體操	趙薇妮著	120元
⑱生動的笑容表情術	趙薇妮著	120元
⑲心曠神怡減肥法	川津祐介著	130元
⑳內衣使妳更美麗	陳玄茹譯	130元
㉑瑜伽美姿美容	黃靜香編著	150元
㉒高雅女性裝扮學	陳珮玲譯	180元

•青春天地• 電腦編號17

①A血型與星座	柯素娥編譯	120元
②B血型與星座	柯素娥編譯	120元
③O血型與星座	柯素娥編譯	120元
④AB血型與星座	柯素娥編譯	120元
⑤青春期性教室	呂貴嵐編譯	130元
⑥事半功倍讀書法	王毅希編譯	130元
⑦難解數學破題	宋釗宜編譯	130元
⑧速算解題技巧	宋釗宜編譯	130元
⑨小論文寫作秘訣	林顯茂編譯	120元
⑩視力恢復！超速讀術	江錦雲譯	130元
⑪中學生野外遊戲	熊谷康編著	120元
⑫恐怖極短篇	柯素娥編譯	130元
⑬恐怖夜話	小毛驢編譯	130元
⑭恐怖幽默短篇	小毛驢編譯	120元
⑮黑色幽默短篇	小毛驢編譯	120元
⑯靈異怪談	小毛驢編譯	130元
⑰錯覺遊戲	小毛驢編譯	130元
⑱整人遊戲	小毛驢編譯	120元
⑲有趣的超常識	柯素娥編譯	130元
⑳哦！原來如此	林慶旺編譯	130元
㉑趣味競賽100種	劉名揚編譯	120元
㉒數學謎題入門	宋釗宜編譯	150元
㉓數學謎題解析	宋釗宜編譯	150元
㉔透視男女心理	林慶旺編譯	120元

㉕少女情懷的自白	李桂蘭編譯	120元
㉖由兄弟姊妹看命運	李玉瓊編譯	130元
㉗趣味的科學魔術	林慶旺編譯	150元
㉘趣味的心理實驗室	李燕玲編譯	150元
㉙愛與性心理測驗	小毛驢編譯	130元
㉚刑案推理解謎	小毛驢編譯	130元
㉛偵探常識推理	小毛驢編譯	130元
㉜偵探常識解謎	小毛驢編譯	130元
㉝偵探推理遊戲	小毛驢編譯	130元
㉞趣味的超魔術	廖玉山編著	150元
㉟趣味的珍奇發明	柯素娥編著	150元

・健 康 天 地・電腦編號18

①壓力的預防與治療	柯素娥編譯	130元
②超科學氣的魔力	柯素娥編譯	130元
③尿療法治病的神奇	中尾良一著	130元
④鐵證如山的尿療法奇蹟	廖玉山譯	120元
⑤一日斷食健康法	葉慈容編譯	120元
⑥胃部強健法	陳炳崑譯	120元
⑦癌症早期檢查法	廖松濤譯	130元
⑧老人痴呆症防止法	柯素娥編譯	130元
⑨松葉汁健康飲料	陳麗芬編譯	130元
⑩揉肚臍健康法	永井秋夫著	150元
⑪過勞死、猝死的預防	卓秀貞編譯	130元
⑫高血壓治療與飲食	藤山順豐著	150元
⑬老人看護指南	柯素娥編譯	150元
⑭美容外科淺談	楊啟宏著	150元
⑮美容外科新境界	楊啟宏著	150元
⑯鹽是天然的醫生	西英司郎著	140元

・實用女性學講座・電腦編號19

①解讀女性內心世界	島田一男著	150元
②塑造成熟的女性	島田一男著	150元

・校 園 系 列・電腦編號20

①讀書集中術	多湖輝著	150元
②應考的訣竅	多湖輝著	150元
③輕鬆讀書贏得聯考	多湖輝著	150元

•實用心理學講座• 電腦編號21

①拆穿欺騙伎倆	多湖輝著	140元
②創造好構想	多湖輝著	140元
③面對面心理術	多湖輝著	140元
④偽裝心理術	多湖輝著	140元
⑤透視人性弱點	多湖輝著	140元
⑥自我表現術	多湖輝著	150元
⑦不可思議的人性心理	多湖輝著	150元
⑧催眠術入門	多湖輝著	150元
⑨責罵部屬的藝術	多湖輝著	150元
⑩精神力	多湖輝著	150元

•超現實心理講座• 電腦編號22

①超意識覺醒法	詹蔚芬編譯	130元
②護摩秘法與人生	劉名揚編譯	130元
③秘法！超級仙術入門	陸　明譯	150元
④給地球人的訊息	柯素娥編著	150元
⑤密教的神通力	劉名揚編著	130元
⑥神秘奇妙的世界	平川陽一著	180元

•養 生 保 健• 電腦編號23

①醫療養生氣功	黃孝寬著	250元

•心 靈 雅 集• 電腦編號00

①禪言佛語看人生	松濤弘道著	180元
②禪密教的奧秘	葉逯謙譯	120元
③觀音大法力	田口日勝著	120元
④觀音法力的大功德	田口日勝著	120元
⑤達摩禪106智慧	劉華亭編譯	150元
⑥有趣的佛教研究	葉逯謙編譯	120元
⑦夢的開運法	蕭京凌譯	130元
⑧禪學智慧	柯素娥編譯	130元
⑨女性佛教入門	許俐萍譯	110元
⑩佛像小百科	心靈雅集編譯組	130元
⑪佛教小百科趣談	心靈雅集編譯組	120元
⑫佛教小百科漫談	心靈雅集編譯組	150元

⑬佛教知識小百科	心靈雅集編譯組	150元
⑭佛學名言智慧	松濤弘道著	180元
⑮釋迦名言智慧	松濤弘道著	180元
⑯活人禪	平田精耕著	120元
⑰坐禪入門	柯素娥編譯	120元
⑱現代禪悟	柯素娥編譯	130元
⑲道元禪師語錄	心靈雅集編譯組	130元
⑳佛學經典指南	心靈雅集編譯組	130元
㉑何謂「生」 阿含經	心靈雅集編譯組	150元
㉒一切皆空 般若心經	心靈雅集編譯組	150元
㉓超越迷惘 法句經	心靈雅集編譯組	130元
㉔開拓宇宙觀 華嚴經	心靈雅集編譯組	130元
㉕真實之道 法華經	心靈雅集編譯組	130元
㉖自由自在 涅槃經	心靈雅集編譯組	130元
㉗沈默的教示 維摩經	心靈雅集編譯組	150元
㉘開通心眼 佛語佛戒	心靈雅集編譯組	130元
㉙揭秘寶庫 密教經典	心靈雅集編譯組	130元
㉚坐禪與養生	廖松濤譯	110元
㉛釋尊十戒	柯素娥編譯	120元
㉜佛法與神通	劉欣如編著	120元
㉝悟（正法眼藏的世界）	柯素娥編譯	120元
㉞只管打坐	劉欣如編譯	120元
㉟喬答摩・佛陀傳	劉欣如編著	120元
㊱唐玄奘留學記	劉欣如編譯	120元
㊲佛教的人生觀	劉欣如編譯	110元
㊳無門關（上卷）	心靈雅集編譯組	150元
㊴無門關（下卷）	心靈雅集編譯組	150元
㊵業的思想	劉欣如編著	130元
㊶佛法難學嗎	劉欣如著	140元
㊷佛法實用嗎	劉欣如著	140元
㊸佛法殊勝嗎	劉欣如著	140元
㊹因果報應法則	李常傳編	140元
㊺佛教醫學的奧秘	劉欣如編著	150元
㊻紅塵絕唱	海　若著	130元
㊼佛教生活風情	洪丕謨、姜玉珍著	220元

・經 營 管 理・電腦編號01

◎創新經營六十六大計（精）	蔡弘文編	780元
①如何獲取生意情報	蘇燕謀譯	110元
②經濟常識問答	蘇燕謀譯	130元

③股票致富68秘訣	簡文祥譯	100元
④台灣商戰風雲錄	陳中雄著	120元
⑤推銷大王秘錄	原一平著	100元
⑥新創意・賺大錢	王家成譯	90元
⑦工廠管理新手法	琪　輝著	120元
⑧奇蹟推銷術	蘇燕謀譯	100元
⑨經營參謀	柯順隆譯	120元
⑩美國實業24小時	柯順隆譯	80元
⑪撼動人心的推銷法	原一平著	120元
⑫高竿經營法	蔡弘文編	120元
⑬如何掌握顧客	柯順隆譯	150元
⑭一等一賺錢策略	蔡弘文編	120元
⑯成功經營妙方	鐘文訓著	120元
⑰一流的管理	蔡弘文編	150元
⑱外國人看中韓經濟	劉華亭譯	150元
⑲企業不良幹部群相	琪輝編著	120元
⑳突破商場人際學	林振輝編著	90元
㉑無中生有術	琪輝編著	140元
㉒如何使女人打開錢包	林振輝編著	100元
㉓操縱上司術	邑井操著	90元
㉔小公司經營策略	王嘉誠著	100元
㉕成功的會議技巧	鐘文訓編譯	100元
㉖新時代老闆學	黃柏松編著	100元
㉗如何創造商場智囊團	林振輝編譯	150元
㉘十分鐘推銷術	林振輝編譯	120元
㉙五分鐘育才	黃柏松編譯	100元
㉚成功商場戰術	陸明編譯	100元
㉛商場談話技巧	劉華亭編譯	120元
㉜企業帝王學	鐘文訓譯	90元
㉝自我經濟學	廖松濤編譯	100元
㉞一流的經營	陶田生編著	120元
㉟女性職員管理術	王昭國編譯	120元
㊱ＩＢＭ的人事管理	鐘文訓編譯	150元
㊲現代電腦常識	王昭國編譯	150元
㊳電腦管理的危機	鐘文訓編譯	120元
㊴如何發揮廣告效果	王昭國編譯	150元
㊵最新管理技巧	王昭國編譯	150元
㊶一流推銷術	廖松濤編譯	120元
㊷包裝與促銷技巧	王昭國編譯	130元
㊸企業王國指揮塔	松下幸之助著	120元
㊹企業精銳兵團	松下幸之助著	120元

㊺企業人事管理	松下幸之助著	100元
㊻華僑經商致富術	廖松濤編譯	130元
㊼豐田式銷售技巧	廖松濤編譯	120元
㊽如何掌握銷售技巧	王昭國編著	130元
㊿洞燭機先的經營	鐘文訓編譯	150元
52新世紀的服務業	鐘文訓編譯	100元
53成功的領導者	廖松濤編譯	120元
54女推銷員成功術	李玉瓊編譯	130元
55ＩＢＭ人才培育術	鐘文訓編譯	100元
56企業人自我突破法	黃琪輝編著	150元
58財富開發術	蔡弘文編著	130元
59成功的店舖設計	鐘文訓編著	150元
61企管回春法	蔡弘文編著	130元
62小企業經營指南	鐘文訓編譯	100元
63商場致勝名言	鐘文訓編譯	150元
64迎接商業新時代	廖松濤編譯	100元
66新手股票投資入門	何朝乾　編	180元
67上揚股與下跌股	何朝乾編譯	180元
68股票速成學	何朝乾編譯	180元
69理財與股票投資策略	黃俊豪編著	180元
70黃金投資策略	黃俊豪編著	180元
71厚黑管理學	廖松濤編譯	180元
72股市致勝格言	呂梅莎編譯	180元
73透視西武集團	林谷燁編譯	150元
76巡迴行銷術	陳蒼杰譯	150元
77推銷的魔術	王嘉誠譯	120元
7860秒指導部屬	周蓮芬編譯	150元
79精銳女推銷員特訓	李玉瓊編譯	130元
80企劃、提案、報告圖表的技巧	鄭　汶　譯	180元
81海外不動產投資	許達守編譯	150元
82八百件的世界策略	李玉瓊譯	150元
83服務業品質管理	吳宜芬譯	180元
84零庫存銷售	黃東謙編譯	150元
85三分鐘推銷管理	劉名揚編譯	150元
86推銷大王奮鬥史	原一平著	150元
87豐田汽車的生產管理	林谷燁編譯	150元

·成功寶庫·電腦編號02

①上班族交際術	江森滋著	100元
②拍馬屁訣竅	廖玉山編譯	110元

④聽話的藝術	歐陽輝編譯	110元
⑨求職轉業成功術	陳　義編著	110元
⑩上班族禮儀	廖玉山編著	120元
⑪接近心理學	李玉瓊編著	100元
⑫創造自信的新人生	廖松濤編著	120元
⑭上班族如何出人頭地	廖松濤編著	100元
⑮神奇瞬間瞑想法	廖松濤編譯	100元
⑯人生成功之鑰	楊意苓編著	150元
⑱潛在心理術	多湖輝　著	100元
⑲給企業人的諍言	鐘文訓編著	120元
⑳企業家自律訓練法	陳　義編譯	100元
㉑上班族妖怪學	廖松濤編著	100元
㉒猶太人縱橫世界的奇蹟	孟佑政編著	110元
㉓訪問推銷術	黃静香編著	130元
㉕你是上班族中強者	嚴思圖編著	100元
㉖向失敗挑戰	黃静香編著	100元
㉙機智應對術	李玉瓊編著	130元
㉚成功頓悟100則	蕭京凌編譯	130元
㉛掌握好運100則	蕭京凌編譯	110元
㉜知性幽默	李玉瓊編譯	130元
㉝熟記對方絕招	黃静香編譯	100元
㉞男性成功秘訣	陳蒼杰編譯	130元
㊱業務員成功秘方	李玉瓊編著	120元
㊲察言觀色的技巧	劉華亭編著	130元
㊳一流領導力	施義彥編譯	120元
㊴一流說服力	李玉瓊編著	130元
㊵30秒鐘推銷術	廖松濤編譯	120元
㊶猶太成功商法	周蓮芬編譯	120元
㊷尖端時代行銷策略	陳蒼杰編著	100元
㊸顧客管理學	廖松濤編著	100元
㊹如何使對方說Yes	程　羲編著	150元
㊺如何提高工作效率	劉華亭編著	150元
㊼上班族口才學	楊鴻儒譯	120元
㊽上班族新鮮人須知	程　羲編著	120元
㊾如何左右逢源	程　羲編著	130元
㊿語言的心理戰	多湖輝著	130元
51扣人心弦演說術	劉名揚編著	120元
53如何增進記憶力、集中力	廖松濤譯	130元
55性惡企業管理學	陳蒼杰譯	130元
56自我啟發200招	楊鴻儒編著	150元
57做個傑出女職員	劉名揚編著	130元

⑱靈活的集團營運術	楊鴻儒編著	120元
⑳個案研究活用法	楊鴻儒編著	130元
㉑企業教育訓練遊戲	楊鴻儒編著	120元
㉒管理者的智慧	程　義編譯	130元
㉓做個佼佼管理者	馬筱莉編譯	130元
㉔智慧型說話技巧	沈永嘉編譯	130元
㉖活用佛學於經營	松濤弘道著	150元
㉗活用禪學於企業	柯素娥編譯	130元
㉘詭辯的智慧	沈永嘉編譯	130元
㉙幽默詭辯術	廖玉山編譯	130元
㉚拿破崙智慧箴言	柯素娥編譯	130元
㉛自我培育・超越	蕭京凌編譯	150元
㉜深層心理術	多湖輝著	130元
㉝深層語言術	多湖輝著	130元
㉞時間即一切	沈永嘉編譯	130元
㉟自我脫胎換骨	柯素娥譯	150元
㊱贏在起跑點—人才培育鐵則	楊鴻儒編譯	150元
㊲做一枚活棋	李玉瓊編譯	130元
㊳面試成功戰略	柯素娥編譯	130元
㊴自我介紹與社交禮儀	柯素娥編譯	130元
㊵說NO的技巧	廖玉山編譯	130元
㊶瞬間攻破心防法	廖玉山編譯	120元
㊷改變一生的名言	李玉瓊編譯	130元
㊸性格性向創前程	楊鴻儒編譯	130元
㊹訪問行銷新竅門	廖玉山編譯	150元
㊺無所不達的推銷話術	李玉瓊編譯	150元

・處 世 智 慧・ 電腦編號03

①如何改變你自己	陸明編譯	120元
②人性心理陷阱	多湖輝著	90元
④幽默說話術	林振輝編譯	120元
⑤讀書36計	黃柏松編譯	120元
⑥靈感成功術	譚繼山編譯	80元
⑧扭轉一生的五分鐘	黃柏松編譯	100元
⑨知人、知面、知其心	林振輝譯	110元
⑩現代人的詭計	林振輝譯	100元
⑫如何利用你的時間	蘇遠謀譯	80元
⑬口才必勝術	黃柏松編譯	120元
⑭女性的智慧	譚繼山編譯	90元
⑮如何突破孤獨	張文志編譯	80元

⑯人生的體驗	陸明編譯	80元
⑰微笑社交術	張芳明譯	90元
⑱幽默吹牛術	金子登著	90元
⑲攻心說服術	多湖輝著	100元
⑳當機立斷	陸明編譯	70元
㉑勝利者的戰略	宋恩臨編譯	80元
㉒如何交朋友	安紀芳編著	70元
㉓鬥智奇謀（諸葛孔明兵法）	陳炳崑著	70元
㉔慧心良言	亦　奇著	80元
㉕名家慧語	蔡逸鴻主編	90元
㉗稱霸者啟示金言	黃柏松編譯	90元
㉘如何發揮你的潛能	陸明編譯	90元
㉙女人身態語言學	李常傳譯	130元
㉚摸透女人心	張文志譯	90元
㉛現代戀愛秘訣	王家成譯	70元
㉜給女人的悄悄話	妮倩編譯	90元
㉞如何開拓快樂人生	陸明編譯	90元
㉟驚人時間活用法	鐘文訓譯	80元
㊱成功的捷徑	鐘文訓譯	70元
㊲幽默逗笑術	林振輝著	120元
㊳活用血型讀書法	陳炳崑譯	80元
㊴心　燈	葉于模著	100元
㊵當心受騙	林顯茂譯	90元
㊶心・體・命運	蘇燕謀譯	70元
㊷如何使頭腦更敏銳	陸明編譯	70元
㊸宮本武藏五輪書金言錄	宮本武藏著	100元
㊹厚黑說服術	多湖輝著	90元
㊺勇者的智慧	黃柏松編譯	80元
㊼成熟的愛	林振輝譯	120元
㊽現代女性駕馭術	蔡德華著	90元
㊾禁忌遊戲	酒井潔著	90元
㊾摸透男人心	劉華亭編譯	80元
53如何達成願望	謝世輝著	90元
54創造奇蹟的「想念法」	謝世輝著	90元
55創造成功奇蹟	謝世輝著	90元
56男女幽默趣典	劉華亭譯	90元
57幻想與成功	廖松濤譯	80元
58反派角色的啟示	廖松濤編譯	70元
59現代女性須知	劉華亭編著	75元
61機智說話術	劉華亭編譯	100元
62如何突破內向	姜倩怡編譯	110元

⑥④讀心術入門	王家成編譯	100元
⑥⑤如何解除內心壓力	林美羽編著	110元
⑥⑥取信於人的技巧	多湖輝著	110元
⑥⑦如何培養堅強的自我	林美羽編著	90元
⑥⑧自我能力的開拓	卓一凡編著	110元
⑦⓪縱橫交涉術	嚴思圖編著	90元
⑦①如何培養妳的魅力	劉文珊編著	90元
⑦②魅力的力量	姜倩怡編著	90元
⑦③金錢心理學	多湖輝著	100元
⑦④語言的圈套	多湖輝著	110元
⑦⑤個性膽怯者的成功術	廖松濤編譯	100元
⑦⑥人性的光輝	文可式編著	90元
⑦⑧驚人的速讀術	鐘文訓編譯	90元
⑦⑨培養靈敏頭腦秘訣	廖玉山編著	90元
⑧⓪夜晚心理術	鄭秀美編譯	80元
⑧①如何做個成熟的女性	李玉瓊編著	80元
⑧②現代女性成功術	劉文珊編著	90元
⑧③成功說話技巧	梁惠珠編譯	100元
⑧④人生的真諦	鐘文訓編譯	100元
⑧⑤妳是人見人愛的女孩	廖松濤編著	120元
⑧⑦指尖・頭腦體操	蕭京凌編譯	90元
⑧⑧電話應對禮儀	蕭京凌編著	90元
⑧⑨自我表現的威力	廖松濤編譯	100元
⑨⓪名人名語啟示錄	喬家楓編著	100元
⑨①男與女的哲思	程鐘梅編譯	110元
⑨②靈思慧語	牧　風著	110元
⑨③心靈夜語	牧　風著	100元
⑨④激盪腦力訓練	廖松濤編譯	100元
⑨⑤三分鐘頭腦活性法	廖玉山編譯	110元
⑨⑥星期一的智慧	廖玉山編譯	100元
⑨⑦溝通說服術	賴文琇編譯	100元
⑨⑧超速讀超記憶法	廖松濤編譯	120元

・健康與美容・電腦編號04

①B型肝炎預防與治療	曾慧琪譯	130元
③媚酒傳（中國王朝秘酒）	陸明主編	120元
④藥酒與健康果菜汁	成玉主編	150元
⑤中國回春健康術	蔡一藩著	100元
⑥奇蹟的斷食療法	蘇燕謀譯	110元
⑧健美食物法	陳炳崑譯	120元

⑨驚異的漢方療法	唐龍編著	90元
⑩不老強精食	唐龍編著	100元
⑪經脈美容法	月乃桂子著	90元
⑫五分鐘跳繩健身法	蘇明達譯	100元
⑬睡眠健康法	王家成譯	80元
⑭你就是名醫	張芳明譯	90元
⑮如何保護你的眼睛	蘇燕謀譯	70元
⑯自我指壓術	今井義睛著	120元
⑰室內身體鍛鍊法	陳炳崑譯	100元
⑲釋迦長壽健康法	譚繼山譯	90元
⑳腳部按摩健康法	譚繼山譯	120元
㉑自律健康法	蘇明達譯	90元
㉓身心保健座右銘	張仁福著	160元
㉔腦中風家庭看護與運動治療	林振輝譯	100元
㉕秘傳醫學人相術	成玉主編	120元
㉖導引術入門(1)治療慢性病	成玉主編	110元
㉗導引術入門(2)健康・美容	成玉主編	110元
㉘導引術入門(3)身心健康法	成玉主編	110元
㉙妙用靈藥・蘆薈	李常傳譯	90元
㉚萬病回春百科	吳通華著	150元
㉛初次懷孕的10個月	成玉編譯	100元
㉜中國秘傳氣功治百病	陳炳崑編譯	130元
㉞仙人成仙術	陸明編譯	100元
㉟仙人長生不老學	陸明編譯	100元
㊱釋迦秘傳米粒刺激法	鐘文訓譯	120元
㊲痔・治療與預防	陸明編譯	130元
㊳自我防身絕技	陳炳崑編譯	120元
㊴運動不足時疲勞消除法	廖松濤譯	110元
㊵三溫暖健康法	鐘文訓編譯	90元
㊷維他命C新效果	鐘文訓譯	90元
㊸維他命與健康	鐘文訓譯	150元
㊺森林浴—綠的健康法	劉華亭編譯	80元
㊼導引術入門(4)酒浴健康法	成玉主編	90元
㊽導引術入門(5)不老回春法	成玉主編	90元
㊾山白竹（劍竹）健康法	鐘文訓譯	90元
㊿解救你的心臟	鐘文訓編譯	100元
51牙齒保健法	廖玉山譯	90元
52超人氣功法	陸明編譯	110元
53超能力秘密開發法	廖松濤譯	80元
54借力的奇蹟(1)	力拔山著	100元
55借力的奇蹟(2)	力拔山著	100元

(56)五分鐘小睡健康法	呂添發撰	100元
(57)禿髮、白髮預防與治療	陳炳崑撰	100元
(58)吃出健康藥膳	劉大器著	100元
(59)艾草健康法	張汝明編譯	90元
(60)一分鐘健康診斷	蕭京凌編譯	90元
(61)念術入門	黃静香編譯	90元
(62)念術健康法	黃静香編譯	90元
(63)健身回春法	梁惠珠編譯	100元
(64)姿勢養生法	黃秀娟編譯	90元
(65)仙人瞑想法	鐘文訓譯	120元
(66)人蔘的神效	林慶旺譯	100元
(67)奇穴治百病	吳通華著	120元
(68)中國傳統健康法	靳海東著	100元
(69)下半身減肥法	納他夏・史達賓著	110元
(70)使妳的肌膚更亮麗	楊　皓編譯	100元
(71)酵素健康法	楊　皓編譯	120元
(73)腰痛預防與治療	五味雅吉著	100元
(74)如何預防心臟病・腦中風	譚定長等著	100元
(75)少女的生理秘密	蕭京凌譯	120元
(76)頭部按摩與針灸	楊鴻儒譯	100元
(77)雙極療術入門	林聖道著	100元
(78)氣功自療法	梁景蓮著	100元
(79)大蒜健康法	李玉瓊編譯	100元
(80)紅蘿蔔汁斷食療法	李玉瓊譯	120元
(81)健胸美容秘訣	黃靜香譯	100元
(82)鍺奇蹟療效	林宏儒譯	120元
(83)三分鐘健身運動	廖玉山譯	120元
(84)尿療法的奇蹟	廖玉山譯	120元
(85)神奇的聚積療法	廖玉山譯	120元
(86)預防運動傷害伸展體操	楊鴻儒編譯	120元
(87)糖尿病預防與治療	石莉涓譯	150元
(88)五日就能改變你	柯素娥譯	110元
(89)三分鐘氣功健康法	陳美華譯	120元
(90)痛風劇痛消除法	余昇凌譯	120元
(91)道家氣功術	早島正雄著	130元
(92)氣功減肥術	早島正雄著	120元
(93)超能力氣功法	柯素娥譯	130元
(94)氣的瞑想法	早島正雄著	120元

・家庭／生活・電腦編號05

①單身女郎生活經驗談	廖玉山編著	100元
②血型・人際關係	黃靜編著	120元
③血型・妻子	黃靜編著	110元
④血型・丈夫	廖玉山編譯	130元
⑤血型・升學考試	沈永嘉編譯	120元
⑥血型・臉型・愛情	鐘文訓編譯	120元
⑦現代社交須知	廖松濤編譯	100元
⑧簡易家庭按摩	鐘文訓編譯	150元
⑨圖解家庭看護	廖玉山編譯	120元
⑩生男育女隨心所欲	岡正基編著	120元
⑪家庭急救治療法	鐘文訓編著	100元
⑫新孕婦體操	林曉鐘譯	120元
⑬從食物改變個性	廖玉山編譯	100元
⑭藥草的自然療法	東城百合子著	200元
⑮糙米菜食與健康料理	東城百合子著	元
⑯現代人的婚姻危機	黃　靜編著	90元
⑰親子遊戲　0歲	林慶旺編譯	100元
⑱親子遊戲　1～2歲	林慶旺編譯	110元
⑲親子遊戲　3歲	林慶旺編譯	100元
⑳女性醫學新知	林曉鐘編譯	130元
㉑媽媽與嬰兒	張汝明編譯	150元
㉒生活智慧百科	黃　靜編譯	100元
㉓手相・健康・你	林曉鐘編譯	120元
㉔菜食與健康	張汝明編譯	110元
㉕家庭素食料理	陳東達著	140元
㉖性能力活用秘法	米開・尼里著	130元
㉗兩性之間	林慶旺編譯	120元
㉘性感經穴健康法	蕭京凌編譯	110元
㉙幼兒推拿健康法	蕭京凌編譯	100元
㉚談中國料理	丁秀山編著	100元
㉛舌技入門	增田豐　著	130元
㉜預防癌症的飲食法	黃靜香編譯	150元
㉝性與健康寶典	黃靜香編譯	180元
㉞正確避孕法	蕭京凌編譯	130元
㉟吃的更漂亮美容食譜	楊萬里著	120元
㊱圖解交際舞速成	鐘文訓編譯	150元
㊲觀相導引術	沈永嘉譯	130元
㊳初為人母12個月	陳義譯	130元

㊴圖解麻將入門	顧安行編譯	130元
㊵麻將必勝秘訣	石利夫編譯	130元
㊶女性一生與漢方	蕭京凌編譯	100元
㊷家電的使用與修護	鐘文訓編譯	130元
㊸錯誤的家庭醫療法	鐘文訓編譯	100元
㊹簡易防身術	陳慧珍編譯	130元
㊺茶健康法	鐘文訓編譯	130元
㊼生活的藝術	沈永嘉編著	120元
㊽雜草雜果健康法	沈永嘉編著	120元
㊾如何選擇理想妻子	荒谷慈著	110元
㊿如何選擇理想丈夫	荒谷慈著	110元
(51)中國食與性的智慧	根本光人著	150元
(52)開運法話	陳宏男譯	100元
(53)禪語經典＜上＞	平田精耕著	150元
(54)禪語經典＜下＞	平田精耕著	150元
(55)手掌按摩健康法	鐘文訓譯	150元
(56)脚底按摩健康法	鐘文訓譯	150元
(57)仙道運氣健身法	高藤聰一郎著	150元
(58)健心、健體呼吸法	蕭京凌譯	120元
(59)自彊術入門	蕭京凌譯	120元
(60)指技入門	增田豐著	130元
(61)下半身鍛鍊法	增田豐著	180元
(62)表象式學舞法	黃靜香編譯	180元
(63)圖解家庭瑜伽	鐘文訓譯	130元
(64)食物治療寶典	黃靜香編譯	130元
(65)智障兒保育入門	楊鴻儒譯	130元
(66)自閉兒童指導入門	楊鴻儒譯	150元
(67)乳癌發現與治療	黃靜香譯	130元
(68)盆栽培養與欣賞	廖啟新編譯	150元
(69)世界手語入門	蕭京凌編譯	150元
(70)賽馬必勝法	李錦雀編譯	200元
(71)中藥健康粥	蕭京凌編譯	120元
(72)健康食品指南	劉文珊編譯	130元
(73)健康長壽飲食法	鐘文訓編譯	150元
(74)夜生活規則	增田豐著	120元
(75)自製家庭食品	鐘文訓編譯	180元
(76)仙道帝王招財術	廖玉山譯	130元
(77)「氣」的蓄財術	劉名揚譯	130元
(78)佛教健康法入門	劉名揚譯	130元
(79)男女健康醫學	郭汝蘭譯	150元
(80)成功的果樹培育法	張煌編譯	130元

㊁實用家庭菜園	孔翔儀編譯	130元
㊂氣與中國飲食法	柯素娥編譯	130元
㊃世界生活趣譚	林其英著	160元
㊄胎教二八〇天	鄭淑美譯	180元
㊅酒自己動手釀	柯素娥編著	160元

•命理與預言•電腦編號06

①星座算命術	張文志譯	120元
③圖解命運學	陸明編著	100元
④中國秘傳面相術	陳炳崑編著	110元
⑤輪迴法則（生命轉生的秘密）	五島勉著	80元
⑥命名彙典	水雲居士編著	100元
⑦簡明紫微斗術命運學	唐龍編著	130元
⑧住宅風水吉凶判斷法	琪輝編譯	120元
⑨鬼谷算命秘術	鬼谷子著	150元
⑫簡明四柱推命學	李常傳編譯	150元
⑭十二支命相學	王家成譯	80元
⑮啟示錄中的世界末日	蘇燕謀編譯	80元
⑯簡明易占學	黃小娥著	100元
⑰指紋算命學	邱夢蕾譯	90元
⑱樸克牌占卜入門	王家成譯	100元
⑲Ａ血型與十二生肖	鄒雲英編譯	90元
⑳Ｂ血型與十二生肖	鄒雲英編譯	90元
㉑Ｏ血型與十二生肖	鄒雲英編譯	100元
㉒ＡＢ血型與十二生肖	鄒雲英編譯	90元
㉓筆跡占卜學	周子敬著	120元
㉔神秘消失的人類	林達中譯	80元
㉕世界之謎與怪談	陳炳崑譯	80元
㉖符咒術入門	柳玉山人編	100元
㉗神奇的白符咒	柳玉山人編	160元
㉘神奇的紫符咒	柳玉山人編	120元
㉙秘咒魔法開運術	吳慧鈴編譯	180元
㉚中國式面相學入門	蕭京凌編著	90元
㉛改變命運的手相術	鐘文訓編著	120元
㉜黃帝手相占術	鮑黎明著	130元
㉝惡魔的咒法	杜美芳譯	150元
㉞脚相開運術	王瑞禎譯	130元
㉟面相開運術	許麗玲譯	150元
㊱房屋風水與運勢	邱震睿編譯	160元
㊲商店風水與運勢	邱震睿編譯	130元

㊳諸葛流天文遁甲	巫立華譯	150元
㊴聖帝五龍占術	廖玉山譯	180元
㊵萬能神算	張助馨編著	120元
㊶神祕的前世占卜	劉名揚譯	150元
㊷諸葛流奇門遁甲	巫立華譯	150元
㊸諸葛流四柱推命	巫立華譯	180元

•教養特輯• 電腦編號07

①管教子女絕招	多湖輝著	70元
⑤如何教育幼兒	林振輝譯	80元
⑥看圖學英文	陳炳崑編著	90元
⑦關心孩子的眼睛	陸明編	70元
⑧如何生育優秀下一代	邱夢蕾編著	100元
⑨父母如何與子女相處	安紀芳編譯	80元
⑩現代育兒指南	劉華亭編譯	90元
⑫如何培養自立的下一代	黃静香編譯	80元
⑬使用雙手增強腦力	沈永嘉編譯	70元
⑭教養孩子的母親暗示法	多湖輝著	90元
⑮奇蹟教養法	鐘文訓編譯	90元
⑯慈父嚴母的時代	多湖輝著	90元
⑰如何發現問題兒童的才智	林慶旺譯	100元
⑱再見！夜尿症	黃静香編譯	90元
⑲育兒新智慧	黃静編譯	90元
⑳長子培育術	劉華亭編譯	80元
㉑親子運動遊戲	蕭京凌編譯	90元
㉒一分鐘刺激會話法	鐘文訓編著	90元
㉓啟發孩子讀書的興趣	李玉瓊編著	100元
㉔如何使孩子更聰明	黃静編著	100元
㉕３•４歲育兒寶典	黃静香編譯	100元
㉖一對一教育法	林振輝編譯	100元
㉗母親的七大過失	鐘文訓編譯	100元
㉘幼兒才能開發測驗	蕭京凌編譯	100元
㉙教養孩子的智慧之眼	黃静香編譯	100元
㉚如何創造天才兒童	林振輝編譯	90元
㉛如何使孩子數學滿點	林明嬋編著	100元

•消遣特輯• 電腦編號08

①小動物飼養秘訣	徐道政譯	120元
②狗的飼養與訓練	張文志譯	100元

③四季釣魚法	釣朋會編	120元
④鴿的飼養與訓練	林振輝譯	120元
⑤金魚飼養法	鐘文訓編譯	130元
⑥熱帶魚飼養法	鐘文訓編譯	180元
⑦有趣的科學（動腦時間）	蘇燕謀譯	70元
⑧妙事多多	金家驊編譯	80元
⑨有趣的性知識	蘇燕謀編譯	100元
⑩圖解攝影技巧	譚繼山編譯	220元
⑪100種小鳥養育法	譚繼山編譯	200元
⑫樸克牌遊戲與贏牌秘訣	林振輝編譯	120元
⑬遊戲與餘興節目	廖松濤編著	100元
⑭樸克牌魔術・算命・遊戲	林振輝編譯	100元
⑯世界怪動物之謎	王家成譯	90元
⑰有趣智商測驗	譚繼山譯	120元
⑲絕妙電話遊戲	開心俱樂部著	80元
⑳透視超能力	廖玉山譯	90元
㉑戶外登山野營	劉青篁編譯	90元
㉒測驗你的智力	蕭京凌編著	90元
㉓有趣數字遊戲	廖玉山編著	90元
㉔巴士旅行遊戲	陳羲編著	110元
㉕快樂的生活常識	林泰彥編著	90元
㉖室內室外遊戲	蕭京凌編著	110元
㉗神奇的火柴棒測驗術	廖玉山編著	100元
㉘醫學趣味問答	陸明編譯	90元
㉙樸克牌單人遊戲	周蓮芬編譯	100元
㉚靈驗樸克牌占卜	周蓮芬編譯	120元
㉜性趣無窮	蕭京凌編譯	110元
㉝歡樂遊戲手册	張汝明編譯	100元
㉞美國技藝大全	程玫立編譯	100元
㉟聚會即興表演	高育強編譯	90元
㊱恐怖幽默	幽默選集編譯組	120元
㊲兩性幽默	幽默選集編譯組	100元
㊹藝術家幽默	幽默選集編譯組	100元
㊺旅遊幽默	幽默選集編譯組	100元
㊻投機幽默	幽默選集編譯組	100元
㊼異色幽默	幽默選集編譯組	100元
㊽靑春幽默	幽默選集編譯組	100元
㊾焦點幽默	幽默選集編譯組	100元
㊿政治幽默	幽默選集編譯組	130元
51美國式幽默	幽默選集編譯組	130元

國立中央圖書館出版品預行編目資料

糙米菜食與健康料理/東城百合子著；/劉雪卿譯
——初版，——臺北市；大展，民83
面；　公分，——（家庭/生活；15）
譯自：玄米菜食と健康料理
ISBN 957-557-469-9（平裝）

1.營養　2.食物治療　3.健康法

411.3　83009220

GENMAISAISHOKU TO KENKOURYOURI
Copyright c YURIKO TOJO
Originally published in Japan in 1988 by IKEDA SHOTEN PUBLISHING CO., LTD.
Chinese translation rights arranged through KEIO CULTURAL ENTERPRISE CO., LTD. TAIPEI.

糙米菜食與健康料理　ISBN 957-557-469-9

原著者/東城百合子
編譯者/劉雪卿
發行人/蔡森明
出版者/大展出版社有限公司
社址/台北市北投區（石牌）致遠一路2段12巷1號
電話/（02）8236031·8236033
傳真/（02）8272069
郵政劃撥/0166955-1
登記證/局版臺業字第2171號

法律顧問/劉鈞男律師
承印者/國順圖書印刷公司
裝訂/嶸興裝訂有限公司
排版者/宏益電腦排版有限公司
電話/（02）5611592
初版/1994年（民83年）10月
定價/180元

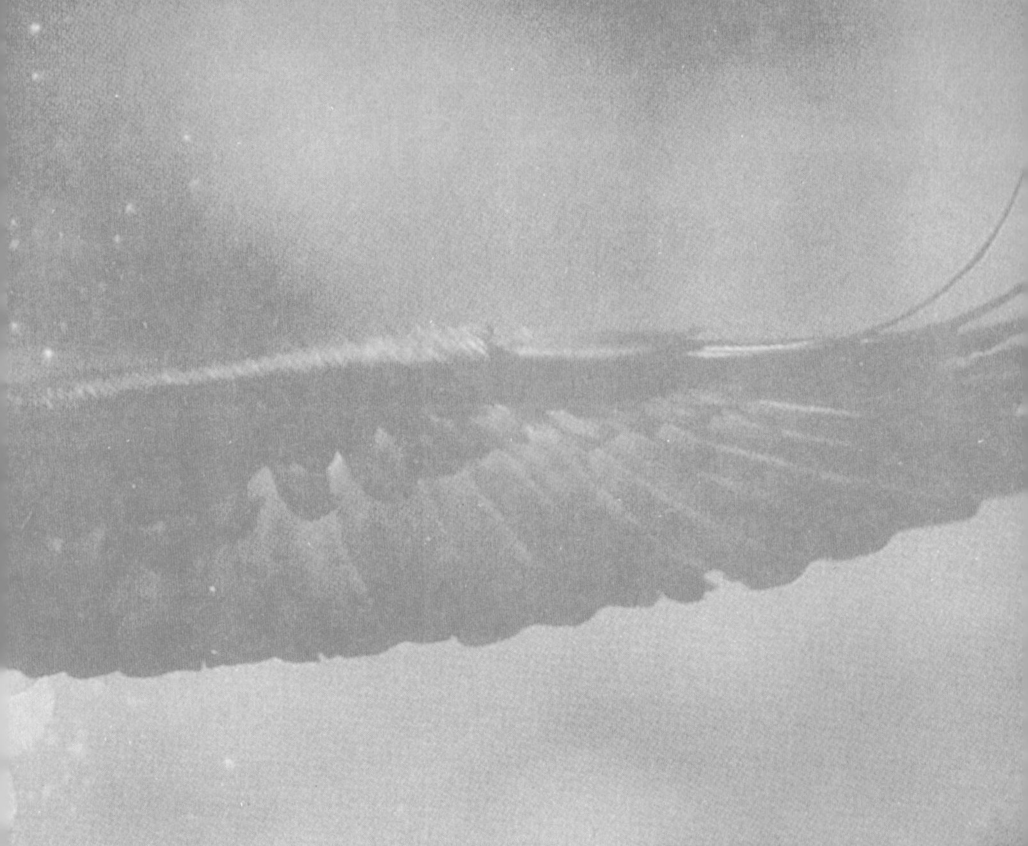

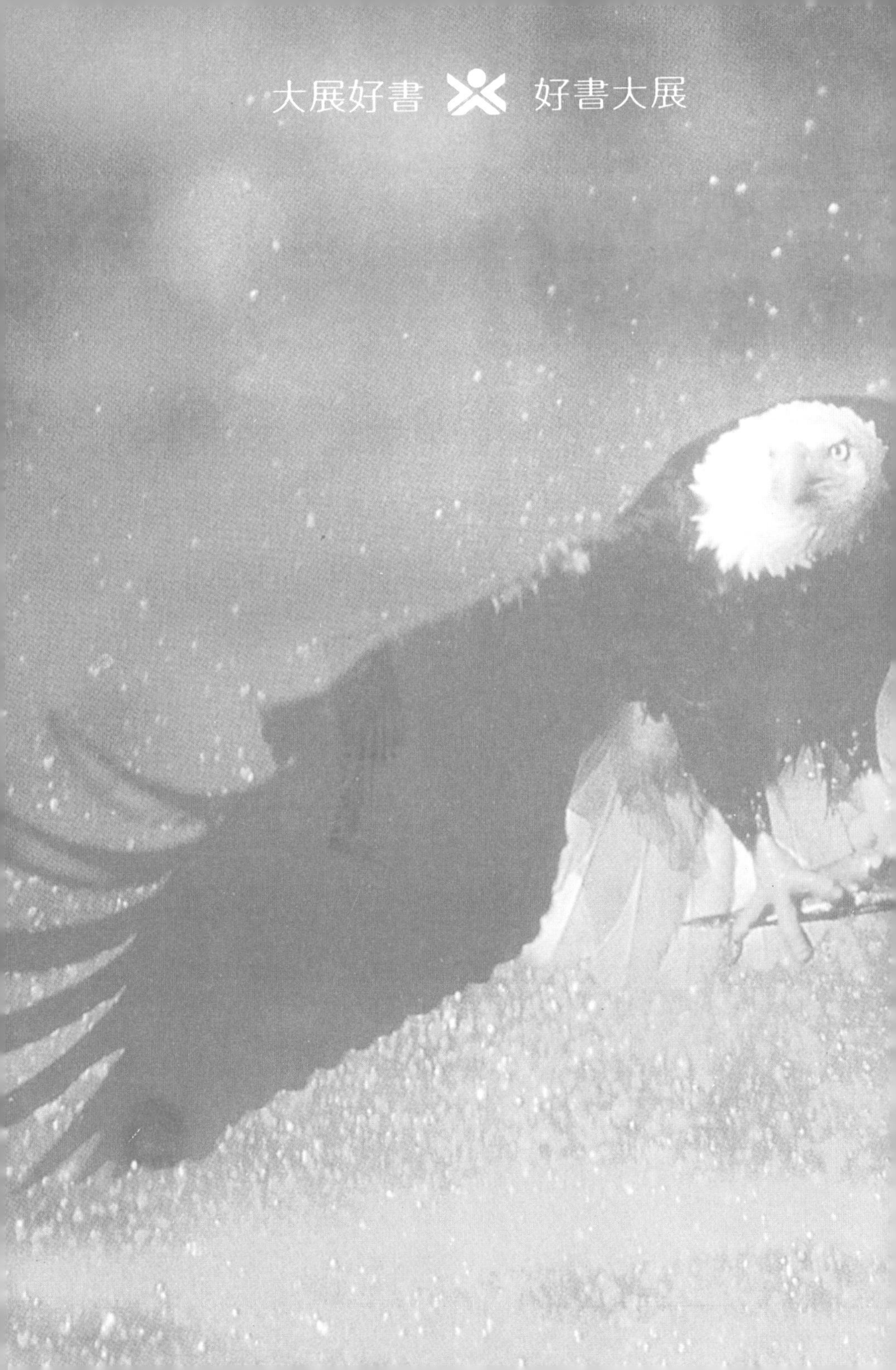
大展好書 好書大展

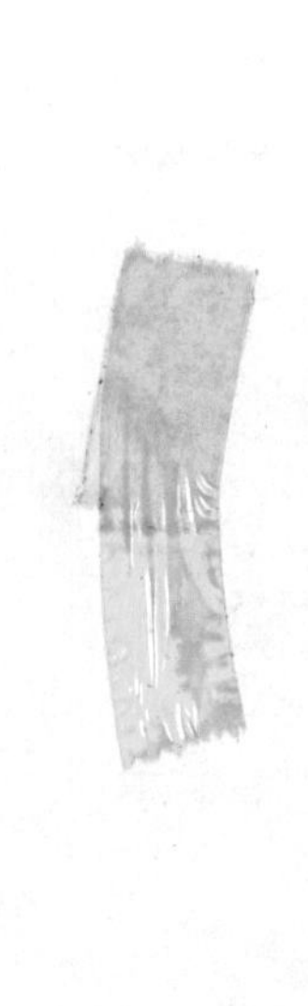